医药卫生职业教育"十二五"规划配套教材

（供护理、助产、药剂等专业使用）

儿科护理学
学习指导

主　编○李代强　肖　伟
副主编○郑文联
参　编（按姓氏笔画排序）
　　　　张文兰　梅　玲

U0313904

西南交通大学出版社
·成　都·

图书在版编目（CIP）数据

儿科护理学学习指导 / 李代强，肖伟主编. —成都：
西南交通大学出版社，2017.9
医药卫生职业教育"十二五"规划配套教材：供护理、
助产、药剂等专业使用
ISBN 978-7-5643-5708-5

Ⅰ. ①儿… Ⅱ. ①李… ②肖… Ⅲ. ①儿科学－护理
学－职业教育－教学参考资料 Ⅳ. ①R473.72

中国版本图书馆 CIP 数据核字（2017）第 214687 号

医药卫生职业教育"十二五"规划配套教材

（供护理、助产、药剂等专业使用）

儿科护理学学习指导

主编　李代强　肖 伟

责任编辑　张华敏
特邀编辑　除正余　杨开春
封面设计　何东琳设计工作室

出版发行	西南交通大学出版社 （四川省成都市二环路北一段 111 号 西南交通大学创新大厦 21 楼）
邮政编码	610031
发行部电话	028-87600564　028-87600533
官网	http://www.xnjdcbs.com
印刷	成都勤德印务有限公司

成品尺寸	185 mm×260 mm
印张	7.25
字数	181 千
版次	2017 年 9 月第 1 版
印次	2017 年 9 月第 1 次
定价	16.00 元
书号	ISBN 978-7-5643-5708-5

医药卫生职业教育"十二五"规划配套教材
编写委员会

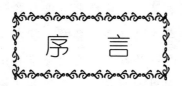

序　言

近年来，我国职业教育飞速发展，进入历史性转折阶段，已由"规模扩张"转为"质量提升"，当前，"在改革中创新、在创新中发展、在发展中提升"成为职业教育发展的主旋律。同时，随着我国全面推进卫生和健康事业改革发展以及落实《"健康中国 2030"规划》的总体要求，为了满足全面建成小康社会进程中人民群众进一步释放的多层次、多样化健康服务需求，我国将进一步加快护理事业的发展。为了更好贯彻落实国务院《关于加快现代职业教育的决定》以及全国卫生与健康大会精神，深化职业教育教学改革，全面提高人才培养质量，我校根据职业教育和学生身心发展规律，把"育人为根本、就业为导向、能力为本位、技能为核心"作为人才培养目标，并根据护理、助产专业的特点，强调公共课、基础课、专业课间的相互融通与配合，突出"在做中学、在做中教"的技能型人才培养方式，强化职业教育教学的实践性，促进学以致用、用以促学、学用相长，为实现全民健康培养实用的技能型护理人才。

根据《护士条例》（2008 年，国务院第 517 号令）、《护士执业注册管理办法》（2008年，卫生部第 59 号令）和《护士执业资格考试办法）（2010 年，卫生部、人力资源和社会保障部第 74 号令）精神，护士岗位必须实行准入制度，从业护士除了必须具备规定的学历和实习时间外，还必须通过护士执业资格考试，才能申请执业注册。护士执业资格考试，由国家统一考试大纲、统一命题、统一合格标准，结合临床应用情景，重点考核考生对知识的灵活运用能力。因此，对于从事护理专业教育的职业学校来说，切实提高教学质量，帮助学生顺利通过护士执业资格考试，至关重要。

实践证明，我校依据现代职业教育发展方向，在参考国内外相关著作的基础上，组织经验丰富的骨干教师，针对临床工作及护士执业资格考试大纲的变化，编写的"专业核心课程学习指导"丛书，帮助学生在历年护士执业资格考试中取得了良好的成绩。在此基础上，经过充分论证，结合医药卫生类职业学校教学现状以及课程改革的需要，我校再次组织编写"专业核心课程学习指导"丛书。为了保证这套教材的编写质量，我校成立了由护理、助产专业带头人，行业专家和骨干教师等组成的教材编写委员会，负责该系列教材的开发设计和编写实施工作。

本套教材现阶段共出版 14 本，其中公共课程类 3 本，专业基础课程类 5 本，专业核心课程类 6 本。本套教材在章、节编排上力求与各学科所使用的教材的章、节一致，以方便学生学习和教师教学参考使用。各章、节内容由四部分组成：第一部分为"知识要点"，以教学大纲为指导，以各专业执业资格考试考纲为依据，对每一章的重点内容及难点问题进行归纳、总结和提炼，以利于学生全面、系统、重点突出地掌握本章节的基本理论、基本知识、基本技能；第二部分为"课前预习"，一般包括基础复习和预习目标两个部分，利于在教师指导下，学生有目的地复习和预习，达成巩固旧知识、学习新知识的目标；第三部分为"课后巩固"，采用名词解释、填空题等形式，进一步强化对本章节相关知识要点的理解和记忆；第四部分为"综合练习"，该部分以 A 型选择题，尤其是 A2、A3/A4 型题为主，以训练学生综合运用所学知识的能力。选择题根据国家职业资格考试中心规定的试题要求编写，坚持教学实用的原则，使学生能灵活运用所学知识，更好地适应执业资格考试。

该配套教材在内容上与教材同步，具有指导教师教学和学生课前、课后学习的功能，能更好地引导学生自主学习，逐渐推进"翻转课堂"等现代职教理念的实际应用，适合职业院校的护理、助产专业学生在校期间专业课程的同步学习；本配套教材既可作为教材的教学补充，也可作为护理、助产专业毕业生准备执业资格考试的辅导资料。教师在使用时，可根据教学进度，布置课前预习，完成预习目标，达成前提诊断；新课教学后，学生根据知识要点，查漏补缺，完成课后巩固，加深记忆；在此基础上，教师指导学生完成综合练习，启发思路，提高分析问题、解决问题的综合能力。

本套教材在编写和审定过程中，得到了西南交通大学出版社的大力支持和帮助，在此深表感谢！编写期间参考了大量国内外的相关书籍和教材，也在此向有关作者致以谢意。

在本套教材的编写过程中，全体编写人员本着高度负责的态度，克服了许多困难，几易其稿。但因经验不足，时间仓促，挂一漏万，谬误之处在所难免。若有关师生在使用过程中发现问题，恳请提出宝贵意见和建议，以冀再版时加以改进与完善。

2017 年 8 月于四川·内江

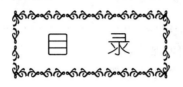

目 录

第一章　绪　论

【知识要点】

一、儿科护理的范围

二、儿科护理的特点

1. 儿童机体特点：解剖、生理生化及免疫特点。

2. 儿童心理社会特点。

3. 儿童临床特点：病理、疾病、预后及预防特点。

4. 护理特点：评估难度大、病情观察任务重、项目多、操作要求高。

三、儿科护士的角色与素质要求

四、儿童年龄分期

1. 胎儿期。

2. 新生儿期。

3. 婴儿期。

4. 幼儿期。

5. 学龄前期。

6. 学龄期。

7. 青春期。

【课前预习】

一、基础复习

1. 特异性免疫。

2. 非特异性免疫。

二、预习目标

1. 新生儿能从母体获得_____，其在血清中的浓度在出生后_____个月降至最低点；母体_____不能通过胎盘，故易患_____感染。

2. 儿童年龄划分为 7 个时期：①_____；②_____；③_____；④_____；⑤_____；⑥_____；⑦_____。

【课后巩固】

一、名词解释

围生期

二、填空题

1. 儿科护理的服务对象是自_____至_____的儿童。

2. 胎儿期是指从_____形成到_____为止，约____周。

3. 新生儿期是指自_____脐带结扎至生后____天。

4. 婴儿期是指出生后到_____周岁之前，为生后生长发育_____的时期，也是第____个生长高峰期。

5. 幼儿期是指自____周岁到满____周岁之前，也是最容易发生_____的时期。

6. 学龄前期是指自____周岁到____岁入小学前，也易患急性_____、_____等免疫性疾病。

7. 学龄期是指自_____岁到进入_____前。

8. 青春期是指以_____为标志，一般女孩从_____岁开始到_____岁，男孩从_____岁开始到_____岁，体格生长再次加速，出现第____个生长高峰，应注意加强_____、_____和_____的教育。

【综合练习】

A1 型题

1. 儿科护理学的范围是

　A. 小儿的生长发育、疾病防治

　B. 所有小儿的身心护理

　C. 患儿的疾病护理

　D. 患儿的身心护理

　E. "以小儿家庭为中心"的身心护理

2. 关于儿科护理学的特点，下列说法不正确的是

　A. 小儿外观不断变化

　B. 小儿各器官发育遵循一定规律

　C. 小儿基础代谢较成人旺盛

　D. 新生儿期易患革兰氏阳性细菌感染

　E. 小儿起病急，变化快

3. 不同年龄小儿，对肺炎链球菌引起的肺部感染的病理改变不同，婴儿最常发生的是

　A. 支气管炎

　B. 支气管肺炎

　C. 大叶性肺炎

　D. 肺脓肿

　E. 脓胸

4. 由于小儿的特点，在护理小儿时，与成人有很多不同，尤其应注意

　A. 用药问题

　B. 营养问题

　C. 环境温度

　D. 疼痛问题

　E. 安全问题

5. 小儿疾病的发生发展与成人有许多不同点，下列说法错误的是

　A. 小儿起病急，变化快

　B. 小儿患病临床表现不典型

　C. 诊疗及时、护理恰当，疾病恢复也快

　D. 小儿病情发展不典型而缓慢

　E. 小儿修复和再生功能旺盛，后遗症少

6. 以下新生儿期特点中哪一点是错误的
   A．易发生适应环境不良综合征
   B．常因分娩带来产伤和窒息
   C．免疫功能差，感染性疾病多见
   D．发病率高，死亡率也高
   E．生理调节功能比较成熟

7. 幼儿期的特点不包括
   A．体格生长发育速度较婴儿期减慢
   B．智能发育较婴儿期突出
   C．语言、动作及心理方面发育较慢
   D．前囟闭合，乳牙出齐
   E．能控制大小便

8. 学龄前期儿童的特点中哪一点是错误的
   A．体格发育稳步增长，但较前减慢
   B．脑发育完全成熟
   C．智力发育增快，知识面迅速扩大，可塑性大
   D．应该加强学前教育
   E．共济运动发育良好

9. 儿科护理工作的中心是
   A．儿童及其家庭
   B．患儿
   C．疾病
   D．患儿及其家属
   E．儿童预防保健

10. 造成婴幼儿易患呼吸道感染的原因是
    A．血清中 IgA 缺乏
    B．分泌型 IgA 缺乏
    C．血清中 IgG 缺乏
    D．血清中 IgM 缺乏
    E．细胞免疫功能低下

11. 青春期心理与行为最突出的特点是
    A．身心发展的矛盾性
    B．形成新的同伴关系
    C．思维方式成熟
    D．情绪状态稳定
    E．有强烈独立自主的意识

（编者：梅玲）

第二章 　生长发育

【知识要点】

一、生长发育的规律和影响因素

1. 生长发育的规律：连续性和阶段性、不平衡性、个体差异性、顺序性。

2. 影响生长发育的因素：遗传、环境（营养、疾病、孕母情况、生活环境）。

二、体格生长

1. 体格生长的常用指标：

(1) 体重——是反映小儿营养状况的最重要、最灵敏的指标。

(2) 身高(长)——反映骨骼发育的重要指标。

(3) 坐高。

(4) 头围——反映脑、颅骨的发育程度。

(5) 胸围——反映肺和胸廓的发育。

(6) 上臂围。

(7) 皮下脂肪。

2. 骨骼与牙齿的发育：

(1) 骨骼的发育：囟门的闭合、脊柱生理弯曲的形成、长骨骨化中心的出现。

(2) 牙齿的发育：乳牙萌出的时间与顺序。

三、神经心理发育

1. 神经系统的发育。

2. 感知觉的发育。

3. 运动、言语、社会行为的发展过程。

四、青春期发育及健康问题

1. 生理发育特点。

2. 心理发育特点。

3. 青春期常见的健康问题。

【课前预习】

一、基础复习

统计学概念：平均数、标准差、中位数。

二、预习目标

1. 生长发育遵循的一般规律有：①_____；②_____；③_____；④_____。

2. 反映营养状况的指标是_____，反映骨骼发育的指标是_____，反映脑和颅骨发育的指标是_____，反映身体比例的指标是_____。

【课后巩固】

一、名词解释

生长发育

二、填空题

1. 发育最早的系统是_____系统，发育最晚的系统是_____系统，发育达到高峰后要退化的系统是_____系统。

2. 小儿出生时的体重约为_____，身长约为_____，头围约为_____，胸围约为_____。

3. 小儿 1 岁时的体重约为_____，身长约为_____，头围约为_____，胸围约为_____。

4. 小儿 2 岁时的体重约为_____，身长约为_____，头围约为_____，胸围约为_____。

5. 1~6 个月小儿体重的计算：体重（kg）=_____＋_____×_____。

6. 7~12 个月小儿体重的计算：体重（kg）=_____＋_____×_____。

7. 2 岁~青春期前体重的计算：体重（kg）=_____×_____＋_____。身高的计算：身高（cm）=_____（岁）×_____＋_____。

8. 体重的个体差异范围是：一般不超过_____的_____。

9. 新生儿上下部量之比为_____，上下部量相等的年龄为_____岁。

10. 头围过大见于_____，头围过小提示_____。

11. 2 岁以内小儿的乳牙数目约为_____减_____。

12. 正常发育的小儿，_____个月可以协调注视物体，_____个月抬头较稳，_____个月会翻身，_____个月会独坐，_____个月会爬，_____个月可以独自站立，_____个月会走，_____个月会抓东西，_____个月会换手，_____个月可用拇指、食指拾物，_____个月会发音"mama"，_____个月能有意识地喊"爸爸"。

【综合练习】

A1 型题

1. 反映骨骼发育最主要的指标是
   A．胸围　　B．体重
   C．牙齿　　D．身长
   E．囟门

2. 关于生长发育的规律，以下不正确的描述是

A．生长发育是在量的增长过程中发生质
的改变

B．生长发育速度因年龄而异，年龄越小
增长越快

C．生长发育有一定的个体差异性

D．生殖系统发育速度是先慢后快

E．神经系统的发育速度是先慢后快

3．2岁以内小儿乳牙总数的推算方法是
　A．月龄减(4~6)　　B．月龄减(2~3)
　C．月龄减(7~8)　　D．月龄减(4~8)
　E．月龄减8

4．婴儿开始会爬的年龄是
　A．6~7个月　　　B．8~9个月
　C．1~1.5岁　　　D．1.5~2岁
　E．10~11个月

5．下列哪一点不符合小儿生长发育的一般规律
　A．先抬头，后抬胸，再坐、立、行
　B．从臂至手，从脚到腿
　C．先用手掌握持，后用手指摘取
　D．先会画直线，后能画圆，再画人
　E．先学会观看和感觉事物，再发展到记
　　忆思维，分析判断

6．青春期的生长发育特点不包括
　A．生殖系统迅速发育
　B．体格生长明显加速
　C．神经内分泌调节功能稳定
　D．第二性征出现
　E．容易出现心理问题

7．3个月小儿动作发育可达到
　A．能抬头　　　　　B．能握持玩具
　C．会爬　　　　　　D．能独坐
　E．扶腋下能站直

8．2岁小儿头围经测量为52 cm，应考虑下列
哪种疾病
　A．营养不良　　　　B．脑积水
　C．脑发育不全　　　D．病毒性脑炎
　E．中毒性脑病

9．按运动功能的发育规律，小儿起坐的年龄
一般为

A．3~4个月　　　　B．5~7个月
C．8~9个月　　　　D．9~10个月
E．10~12个月

10．正常小儿能用简单的语言表达自己需要的
年（月）龄是
　A．8~9个月　　　　B．10~12个月
　C．1.5~3岁　　　　D．4岁
　E．5岁

11．有关小儿前囟的描述，以下哪项是错误的
　A．出生时为1.5~2.0 cm（两对边中点
　　连线）
　B．生后数月随头围增大而略增大
　C．1~1.5岁时闭合
　D．前囟闭合过迟见于头小畸形
　E．前囟饱满、紧张、隆起表示颅内压
　　增高

12．正常小儿的头围与胸围大致相等的年（月）
龄是
　A．出生时　　　　　B．6个月时
　C．1岁时　　　　　D．2岁时
　E．3岁时

13．1岁零2个月的小儿可萌出的乳牙数约为
　A．2~4枚　　　　　B．4~6枚
　C．6~8枚　　　　　D．8~10枚
　E．10~12枚

14．下列哪项不是出牙反应的表现
　A．不安　　　　　　B．流涎
　C．低热　　　　　　D．食欲下降
　E．吵闹

15．以下关于小儿运动功能的发育，属于不正
常的项目是
　A．新生儿运动无规律
　B．1~2个月会竖直头颈
　C．9~10个月会站
　D．12个月会走路
　E．18个月会跳、跑

16．对青少年痤疮的护理措施，不恰当的是
　A．多吃清淡食物
　B．不吸烟，不饮酒

C．保持乐观情绪

D．保持皮肤清洁

E．挤净痤疮内容物

17．对青春期孩子实施心理行为指导的重点是

A．对学校生活适应性的培养

B．加强品德教育

C．预防疾病和意外教育

D．性心理教育

E．社会适应性的培养

18．青春期女孩的第二性征表现不包括

A．智齿萌出　　　B．月经初潮

C．骨盆变宽　　　D．脂肪丰满

E．出现阴毛

19．婴儿开始有意识地模仿成人的发音，如"爸爸""再见""谢谢"等，这时婴儿的年龄大约为

A．5个月　　　　B．6~7个月

C．8~9个月　　　D．10~11月

E．12个月

20．为小儿测量体重时，错误的做法是

A．晨起空腹排尿后进行

B．进食时立即进行

C．每次测量应在同一磅秤上称量

D．测量前应先校正磅秤为零点

E．脱去衣裤鞋袜后进行

21．判断小儿体格发育的主要指标是

A．体重，身高　　B．牙齿，囟门

C．运动发育水平　D．语言发育水平

E．智力发育水平

22．测量儿童皮下脂肪厚度常选用的部位是

A．臀部　　　　　B．上臂

C．腹部　　　　　D．面部

E．大腿

A2 型题

1．小儿，男，现体重9 kg，会走，能叫"爸爸""妈妈"，尚不能自主控制大小便。该小儿的年龄最可能是

A．3个月　　　　B．6个月

C．12个月　　　　D．18个月

E．24个月

2．13岁女生，因月经初潮来门诊咨询。该女生自述对月经初潮来临很紧张，害怕身体出现疾病，近期情绪难控制，心神不定，烦躁不安，常与他人争吵。护士针对其进行保健指导，以下不正确的是

A．告知其月经是女性的正常生理现象

B．嘱其月经期以卧床休息为主

C．讲授有关青春期生理知识、性教育

D．鼓励其多与他人交流，多参加文娱活动

E．月经期注意保暖，最好不游泳

3．15岁女生，担心肥胖而节食1年余，近半年来该女生食欲差，厌食，考虑为神经性厌食症。对该女生处理最合适的是

A．顺应女生心理

B．培养健康的性心理

C．长期服用促消化药物

D．安排丰富的业余生活

E．引导其树立正确的审美观

4．一婴儿扶腋下能站立，两手能各握一玩具，能喃喃地发出单音节，能伸手取物。根据这些表现，该婴儿最可能的月龄为

A．3个月　　　　B．5个月

C．7个月　　　　D．9个月

E．10个月

5．2个月婴儿来院体检，护士指导家长每日定时播放音乐，近距离和孩子说话，在房间内张贴鲜艳图片，用颜色鲜明能发声的玩具逗引孩子，其目的是促进该婴儿的

A．新陈代谢

B．神经精神发育

C．消化吸收功能

D．体格发育

E．内分泌系统发育

6．1岁正常小儿的体重、身长、头围、牙齿的发育下列哪一项是正确的

体重 （kg）	身长 （cm）	头围 （cm）	牙齿 （只）
A．9	85	44	8
B．9	80	46	6
C．9	75	46	8
D．10	78	46	8
E．10	75	44	6

7．一健康小儿体重18 kg，身长100 cm。其年龄约为

　　A．3岁　　　　　　B．4岁

　　C．5岁　　　　　　D．6岁

　　E．7岁

8．正常女孩儿，体重12 kg，身长84 cm，出乳牙20个，其年龄为

　　A．10个月　　　　B．12个月

　　C．18个月　　　　D．24个月

　　E．30个月

9．2岁小儿头围经测量为52 cm，应考虑下列哪种疾病

　　A．营养不良　　　　B．脑积水

　　C．脑发育不全　　　D．病毒性脑炎

　　E．中毒性脑病

10．患儿，男，2岁，神志清楚，二便正常，体格检查：头围48 cm，胸围49 cm，身长85 cm，该小儿的体重是

　　A．6 kg　　　　　　B．8 kg

　　C．10 kg　　　　　D．12 kg

　　E．14 kg

11．患儿，女，1岁，为了解其生长发育的程度，对其进行体格检查，其中，测量头围46 cm，其胸围是

　　A．34 cm　　　　　B．38 cm

　　C．40 cm　　　　　D．46 cm

　　E．50 cm

12．正常男孩，体重6.5 kg，前囟1.5 cm，出牙2颗，能翻身及"喃喃"发声，不能独坐，不会爬，最可能的月龄是

　　A．2个月　　　　　B．4个月

　　C．6个月　　　　　D．8个月

　　E．10个月

13．正常女孩儿，体重8.5 kg，前囟1 cm，出牙4颗，会爬，并能无意识地发出"ba ba""ma ma"等复音，最可能的月龄是

　　A．4个月　　　　　B．6个月

　　C．8个月　　　　　D．10个月

　　E．12个月

A3/A4型题

（1~3题共用题干）

　　患儿，男，1岁零2个月，到医院体检身体，体重9.2 kg，身高78 cm，头围46 cm，囟门尚未关闭。

1．家长十分着急，询问护士小儿囟门关闭最迟的时间，回答是

　　A．12个月　　　　B．14个月

　　C．16个月　　　　D．18个月

　　E．20个月

2．小儿囟门关闭延迟常见的原因是

　　A．脑萎缩

　　B．小头畸形

　　C．脑发育不良

　　D．胆红素脑病

　　E．维生素D缺乏性佝偻病

3．护士给予的正确指导是

　　A．暂停户外活动

　　B．增加脂肪供给

　　C．增加蛋白质供给

　　D．增加户外活动

　　E．预防交叉感染

（4～5题共用题干）

某男孩，8岁，参加学校的体能训练，为了了解其身体发育情况，对其进行相关指标测量。

4. 按生长发育公式，此年龄儿童的体重为

A. 18 kg　　　　　　B. 20 kg

C. 24 kg　　　　　　D. 28 kg

E. 30 kg

5. 按生长发育公式，此年龄儿童的身长应是

A. 100 cm　　　　　　B. 131 cm

C. 140 cm　　　　　　D. 150 cm

E. 155 cm

（6～8题共用题干）

正常男孩，体重16 kg，身高90 cm，家长讲述该小儿平时好动、好问、顽皮，经常爬上跳下，三轮车骑得很好，会背多首儿歌及唐诗，但在上课时注意力集中时间不超过15 min，能爬梯子，会穿鞋，但不会系鞋带。

6. 根据该小儿的发育状况，你认为他的年龄是

A. 2岁　　　　　　B. 4岁

C. 6岁　　　　　　D. 8岁

E. 9岁

7. 对该小儿的保健应重点做好

A. 合理喂养防止腹泻

B. 加强发音训练

C. 培养生活自理能力

D. 加强基础免疫接种

E. 加强感官刺激

8. 此期小儿发病率开始增多的疾病是

A. 畸形　　　　　　B. 肺炎

C. 腹泻病　　　　　　D. 佝偻病

E. 急性肾炎

（9～11题共用题干）

2岁女孩，体重12 kg，身长85 cm，会跑及双脚跳，不会单脚跳，只会用2～3个字构成的句子与父母言语交流，不会讲故事，不能讲述1周前到公园玩的情境。

9. 该小儿的发育状况属于

A. 体格发育正常而神经发育滞后

B. 体格发育滞后而神经发育正常

C. 体格发育和神经发育均滞后

D. 体格发育和神经发育均正常

E. 体格发育和神经发育均超常

10. 该小儿的乳牙萌出数应是

A. 12颗　　　　　　B. 16颗

C. 20颗　　　　　　D. 24颗

E. 28颗

11. 对该小儿的保健重点是

A. 加强预防接种　　　B. 加强体格锻炼

C. 加强言语训练　　　D. 加强合理喂养

E. 加强品德教育

（编者：梅玲）

第三章　儿童营养和喂养

【知识要点】

一、能量与营养素的需要

1. 能量的需要：包括五个方面。

2. 营养素的需要：主要有七类营养素。

(1) 宏量营养素：蛋白质、脂类、碳水化合物。

(2) 微量营养素：维生素、矿物质。

(3) 其他膳食成分：膳食纤维、水。

二、婴儿喂养

1. 母乳喂养：母乳的成分特点；母乳喂养的优点；母乳喂养的护理。

2. 部分母乳喂养：分为补授法和代授法。

3. 人工喂养：牛乳与人乳的比较；配方乳；常用乳品及代乳品；乳量计算方法；人工喂养的护理。

4. 婴儿食物转换：遵照循序渐进的原则。

三、幼儿膳食

1. 幼儿膳食安排。

2. 幼儿进食护理。

【课前预习】

一、基础复习

1. 基础代谢。

2. 维生素。

3. 矿物质。

二、预习目标

1. 小儿能量分配包括：①＿＿＿＿＿＿＿、②＿＿＿＿＿＿＿、③＿＿＿＿＿＿、④＿＿＿＿＿＿＿、⑤＿＿＿＿＿＿＿。

2. ＿＿＿＿＿＿是最主要的供能营养素。

3. 我国提倡生后＿＿＿＿＿＿＿开奶。

4. 正常小儿一般断奶时间为____个月，最迟不超过_____岁（____个月）。

 【课后巩固】

一、名词解释

辅食

二、填空题

1. 生长发育是小儿特有的能量需要，其占比例为_____。

2. 小儿基础代谢所需能量占总能量的比例为_____。

3. 蛋白质、脂肪、糖提供的能量的适宜比例分别为_____、_____、_____。

4. 母乳喂养蛋白质需要量为_____g/kg ，牛乳喂养为_____g/kg 。

5. 初乳是指孕后期及分娩后_____天以内的乳汁，其优点有_____多（以_____为主），_____、_____和_____含量丰富。

6. 母乳中蛋白质主要为_____，脂肪的成分主要是_____，糖主要是_____。

7. 母乳中含有的抗体主要是_____。

8. 母乳中钙磷比例为_____。

9. 母乳喂养时乳母宜取_____位，哺乳后应将小儿先_____抱起，头靠母肩，轻拍其_____，以促使_____的排出，然后取_____卧位。

10. 鲜牛奶喂养小儿，其每日牛奶量为_____ml/kg。

11. 全脂奶粉配成全牛奶按容积比为_____ ，重量比为_____。

12. 羊奶缺乏_____。

13. 辅食添加遵照循序渐进的原则，即：①_____、②_____、③_____、④_____。

14. 1～3个月添加的辅食是_____食物，4～6个月开始添加的辅食是_____食物，7～9个月开始添加的辅食是_____食物，10～12个月添加的辅食是_____食物。

 【综合练习】

A1 型题

1. 纯母乳喂养多长时间最好
   A．2个月
   B．4个月
   C．6个月
   D．9个月
   E．12个月
2. 人体的热能营养素是
   A．糖类、维生素、矿物质
   B．糖类、脂肪、蛋白质
   C．脂肪、糖类、维生素
   D．蛋白质、脂肪、维生素
   E．蛋白质、糖类、微量元素
3. 正常健康婴儿，每日每千克体重所需热量（kcal）与水量（ml）是
   A．90:100
   B．100:110

C．110∶120

D．110∶150

E．120∶160

4．在婴儿饮食中添加果汁、菜汤及鱼肝油滴剂的适宜时间是

A．生后 20 天

B．生后 25 天

C．生后 1～2 个月

D．生后 3 个月

E．生后 4 个月

5．关于母乳，以下错误的是

A．母乳中的蛋白质以乳白蛋白为主

B．母乳中的钙、磷比例适当

C．母乳的蛋白质含量比牛乳高

D．母乳中必需的不饱和脂肪酸比牛乳多

E．母乳有预防感染的作用

6．母乳最适合婴儿营养需要，下列不正确的说法是

A．母乳的蛋白质总量较少，但含白蛋白多，酪蛋白少

B．母乳中的蛋白、脂肪、糖三者比例适宜

C．母乳中尚有独特的抗感染蛋白质如 sIgA、乳铁蛋白及溶菌酶

D．母乳中的脂肪以饱和必需脂肪酸较多

E．母乳中的乳糖含量多于牛乳，且以乙型乳糖为主

7．母乳喂养中下列哪一项喂养方法不正确

A．先给小儿换尿布，然后清洗母亲双手和乳头

B．母子平卧位喂哺

C．可让婴儿先吸空一侧乳房再吸空另一侧

D．一般喂哺时间不超过 20 min，但以吃饱为准

E．喂乳完毕，将婴儿直抱，轻拍其背让吸入空气排出

8．将牛奶进行稀释的主要目的是

A．减少热量

B．降低脂肪的浓度

C．降低酪蛋白的浓度，使酪蛋白凝块变小

D．减少热量与降低脂肪的浓度

E．减少乳清蛋白含量

9．下列哪项不是乳量不足的表现

A．哺乳前乳房不胀

B．哺乳时间过短

C．哺乳后睡眠时间短而不安

D．每月增长体重 0.5～0.7 kg

E．每次哺乳时间约为 30 min

10．下列喂养婴儿的方法中哪一项是错误的

A．最好选母乳，因其含优质蛋白和乳糖，钙、磷比例合适

B．生后 1～2 个月加辅食，10～12 个月断奶

C．饮食中蛋白质、糖、脂肪的含量各占总热量的 50%、35%、15%

D．动物蛋白生物学价值较高

E．婴儿每日热量需要量是 110 kcal/kg，水是 150 ml/kg

A2 型题

1．5 个月小儿一直用牛乳喂养，检查发现血清铁蛋白下降。另一名同龄小儿一直母乳喂养则无此改变，原因是

A．母乳中含铁量高

B．牛乳中含铁量高

C．母乳中铁吸收率高

D．牛乳中铁吸收率高

E．母乳中含矿物质多

2．现有全脂乳粉 300 g，需配成全乳，加温开水的量应是

A．1 200 ml　　　　B．1 500 ml

C．1 800 ml　　　　D．2 100 ml

E．2 400 ml

3．女婴，5 个月，体重 7 kg，人工喂养，其每

日需牛乳量是

A．440 ml　　　　　B．550 ml

C．660 ml　　　　　D．700 ml

E．880 ml

4. 某胎龄 **35** 周早产儿，生后 **32** 天，冬天出生，母乳喂养，体重已由出生时 **2 kg** 增至 **3 kg**，现在可以添加的辅食和添加目的是

　　A．米汤，以补充热量

　　B．菜，以补充矿物质

　　C．软面条，以保护消化道

　　D．蛋黄，以补铁

　　E．鱼肝油，以补充维生素 D

5. **4** 个月婴儿，人工喂养，家长来咨询喂养方法，应指导添加的辅食为

　　A．蛋黄　　　　　B．饼干

　　C．肉末　　　　　D．面条

　　E．米饭

6. 患儿，男，**8** 个月，母乳喂养，**6** 个月起添加辅食，为了保证其生理需要，其每日摄入热量应为

　　A．60 kcal/kg(251.1 kJ/kg)

　　B．70 kcal/kg(293.0 kJ/kg)

　　C．80 kcal/kg(334.8 kJ/kg)

　　D．90 kcal/kg(376.7 kJ/kg)

　　E．100 kcal/kg(418 kJ/kg)

A3/A4 型题

（1~2 题共用题干）

　　某新生儿出生时体重 2.6 kg，身长 50 cm，面色红润，哭声响亮，一般情况良好，现采用母乳喂养。

1. 该新生儿的开乳时间是

　　A．生后即可喂母乳

　　B．生后 6 h 喂母乳

　　C．生后 12 h 喂母乳

　　D．生后 18 h 喂母乳

　　E．生后 24 h 喂母乳

2. 母亲哺乳时采取的体位最好是

　　A．平卧位　　　　B．坐位

　　C．右侧卧位　　　D．左侧卧位

　　E．立位

（3~5 题共用题干）

　　一足月新生儿，出生体重 2 800 g，身长 48 cm，面色红润，哭声响亮，吸吮有力，母乳喂养。

3. 喂乳后应竖起抱婴儿，轻轻拍其背部，目的是

　　A．增强食欲　　　B．预防感染

　　C．防止溢奶　　　D．开发智力

　　E．安慰婴儿

4. 喂奶后婴儿采取的卧位是

　　A．左侧卧位　　　B．右侧卧位

　　C．端坐位　　　　D．俯卧位

　　E．平卧位

5. 婴儿断奶时间最迟不超过

　　A．10 个月　　　　B．12 个月

　　C．16 个月　　　　D．18 个月

　　E．20 个月

（编者：梅玲）

第四章　儿童保健和疾病预防

【知识要点】

一、各年龄期儿童保健

1. 胎儿期保健。

2. 新生儿期保健。

3. 婴儿期保健。

4. 幼儿期保健。

5. 学龄前期保健。

6. 学龄期保健。

7. 青春期保健。

二、儿童体格锻炼与游戏

三、儿童计划免疫

1. 基本概念：计划免疫、主动免疫、被动免疫。

2. 计划免疫程序：① 卡介苗；② 脊髓灰质炎疫苗；③ 百白破疫苗；④ 麻疹疫苗；⑤ 乙肝疫苗；⑥ 麻腮风疫苗；⑦ 乙脑疫苗；⑧ 流脑疫苗；⑨ 甲肝疫苗。其中①～⑤为儿童基础疫苗。

3. 预防接种的注意事项：

(1) 接种前的准备。

(2) 接种时的护理：严格掌握禁忌证、严格执行免疫程序、严格执行查对制度、严格遵守无菌操作。

4. 预防接种后的反应及护理：

(1) 一般反应：局部反应和全身反应。

(2) 异常反应：过敏性休克、晕厥、过敏性皮疹、全身感染。

【课前预习】

一、基础复习

1. 免疫。

2. 疫苗。

3. 主动免疫。

4. 被动免疫。

二、预习目标

1. 乙肝疫苗初种时间是出生后＿＿＿个月、＿＿＿个月、＿＿＿个月。

2. 卡介苗初种时间是＿＿＿＿＿＿＿＿＿＿＿＿。

3. 脊灰疫苗初种时间是出生后＿＿＿＿＿＿、＿＿＿＿＿＿、＿＿＿＿＿＿月龄。

4. 百白破疫苗初种时间是出生后＿＿＿＿＿＿、＿＿＿＿＿＿、＿＿＿＿＿＿月龄。

5. 麻疹疫苗初种时间是出生后＿＿＿＿＿＿个月。

【课后巩固】

一、名词解释

计划免疫

二、填空题

1. 2个月以上儿童接种＿＿＿＿＿＿＿＿前做"＿＿＿＿＿＿＿＿"试验，＿＿＿性才能接种。

2. 接种＿＿＿＿＿＿＿＿前＿＿＿个月及接种后＿＿＿周避免使用胎盘球蛋白及丙种球蛋白制剂。

3. 体温高于 37.5 ℃，或一周内每日腹泻 4 次以上的儿童，严禁服用＿＿＿＿＿＿＿＿＿。

4. 接种疫苗发生过敏性休克时，应使患儿＿＿＿＿＿＿，＿＿＿＿＿＿稍低，吸氧，保暖，并立即皮下或静脉注射 1∶1 000＿＿＿＿＿＿＿＿＿0.5～1 ml。

【综合练习】

A1 型题

1. 脊髓灰质炎疫苗属于
   A．灭活疫苗 　　　　B．减毒活疫苗
   C．类毒素疫苗 　　　D．组分疫苗
   E．基因工程疫苗

2. 下列哪项不是属于 1 岁以内小儿的预防接种项目
   A．卡介苗
   B．百白破三联疫苗
   C．麻疹减毒活疫苗
   D．流行性乙型脑炎疫苗
   E．脊髓灰质炎疫苗

3. 卡介苗初种年龄是
   A．生后 2～3 天到 2 个月内
   B．生后 2～6 个月
   C．生后 3～12 个月
   D．初生后 10～30 天
   E．以上均可以

4. 服用脊髓灰质炎减毒活疫苗糖丸的正确方法是
   A．用热开水送服
   B．用凉开水送服
   C．用人奶送服
   D．混入稀饭中喂服
   E．用牛奶送服

5. 婴儿期的预防接种正确的是
   A．2～3 个月接种卡介苗
   B．2 个月开始口服脊髓灰质炎疫苗
   C．4～5 个月注射麻疹疫苗
   D．8～10 个月注射乙肝疫苗
   E．1 岁注射白百破疫苗

6. 小儿第一次口服脊髓灰质炎疫苗的时间为
   A．初生
   B．生后 1 个月
   C．生后 2 个月

D．生后 4～6 个月

E．生后 8～12 个月

7．在小儿计划免疫中，以下哪项不属于基础免疫制品

A．卡介苗

B．百白破联合制剂

C．脊髓灰质炎疫苗

D．麻疹疫苗

E．流感疫苗

8．初次接种百白破联合制剂的月龄是

A．1 个月   B．2 个月

C．3 个月   D．4 个月

E．5 个月

9．白喉、百日咳、破伤风混合疫苗初种时需

A．注射 1 次

B．每月 1 次，注射 3 次

C．每周 1 次，注射 3 次

D．每周 1 次，注射 2 次

E．每月 1 次，注射 2 次

10．以下哪种免疫制剂是减毒活疫苗

A．卡介苗   B．脊髓灰质炎

C．伤寒   D．白喉

E．乙型脑炎

11．预防肺结核病的有效措施是

A．卡介苗接种

B．化学药物治疗

C．接种麻疹疫苗

D．注意卫生

E．锻炼身体

12．接种活疫苗时，可用作皮肤消毒的是

A．75% 乙醇   B．90% 乙醇

C．0.5% 碘伏   D．2% 碘酊

E．生理盐水

A2 型题

1．小儿，生后 5 天，护士应向家长进行健康教育最重要的是

A．注意保暖

B．生长发育监测

C．培养良好的卫生习惯

D．加强品德教育，培养良好的心理素质

E．供足营养，加强体格锻炼

2．患儿，男，5 岁。由家长带到预防保健科接种流感疫苗。接种前，护士应特别注意向家长询问患儿的哪项近况

A．饮食情况   B．发热情况

C．小便情况   D．大便情况

E．睡眠情况

3．8 个月男婴，在社区准备接种麻疹疫苗，护士在为其消毒时，应采用的消毒剂是

A．2% 碘酊   B．0.5% 碘伏

C．0.9% 生理盐水 D．75% 乙醇

E．90% 乙醇

A3/A4 型题

（1～2 题共用题干）

某新生儿出生 6 h，进行预防接种。

1．接种卡介苗的正确方法是

A．前臂掌侧下段 ID

B．三角肌下缘 ID

C．三角肌下缘 H

D．上臂三角肌 H

E．臀大肌 IM

2．接种乙肝疫苗的正确方法是

A．前臂掌侧下段 ID

B．三角肌下缘 ID

C．三角肌下缘 H

D．上臂三角肌 H

E．上臂三角肌 IM

（3～6题共用题干）

小儿，女，3个月，母亲带其去儿童保健门诊接种百白破混合制剂。

3. 接种前，护士应询问的内容不包括
    A．家族史　　　B．疾病史
    C．过敏史　　　D．目前健康状况
    E．接种史

4. 接种结束后，错误的健康指导是
    A．可以立即回家
    B．多饮水
    C．多休息
    D．饮食无须忌口
    E．观察接种后反应

5. 接种后小儿出现烦躁不安，面色苍白，四肢湿冷，脉搏细速等症状，该小儿可能发生了
    A．低血钙　　　B．过敏性休克
    C．全身反应　　D．全身感染
    E．低血糖

6. 患儿母亲非常焦虑，不停哭泣，针对患儿母亲的心理护理，错误的是
    A．告诉其患儿目前的状况
    B．告诉其当前采取的措施及原因
    C．告诉其不可陪伴患儿，以免交叉感染
    D．告知其以往类似情况的处理效果
    E．帮助其选择缓解其焦情绪的方法

（编者：梅玲）

第五章　住院患儿的护理

【知识要点】

一、儿科医疗机构及护理管理

二、儿童健康评估

三、与儿童沟通的技巧

四、住院患儿及其家庭的心理护理

住院患儿心理反应及护理：

1. 住院婴儿。
2. 住院幼儿。
3. 住院学龄前患儿。
4. 住院学龄患儿。
5. 住院临终患儿。

五、儿童用药护理

1. 药物的选择。
2. 药物的剂量计算：按体重、按年龄、按成人剂量折算。
3. 给药的方法：口服法、注射法、外用法、其他方法。

【课前预习】

一、基础复习

重量单位之间的换算关系、抗生素的应用原则、糖皮质激素的副作用。

二、预习目标

1. 对小婴儿尽量做到＿＿＿＿＿＿的护士对患儿进行＿＿＿＿＿＿的护理，并要尽可能多＿＿＿＿＿＿、＿＿＿＿＿＿、亲近患儿，以满足患儿的情感需求。

2. 水痘患儿禁用＿＿＿＿＿＿＿＿＿＿，因其可使病情加重。

【课后巩固】

1. ＿＿＿个月～＿＿＿岁的患儿住院反应较为强烈，主要表现为＿＿＿＿＿＿＿＿＿。

2. 幼儿期分离性焦虑具体表现为 3 个阶段：① ＿＿＿＿＿；② ＿＿＿＿＿；③ ＿＿＿＿＿。

3. 新生儿的肝、肾等代谢功能均不够成熟，不少药物易引起毒副反应，如磺胺药、维生素 K_3 可引起＿＿＿＿＿＿＿＿＿；如使用氯霉素易引起＿＿＿＿＿＿＿＿＿等，故应慎重。

4. 按＿＿＿＿＿＿＿＿计算是最常用、最基本的计算方法，每日(次)剂量=＿＿＿＿(kg)×＿＿＿＿＿(＿＿＿＿＿＿)＿＿＿＿体重所需药量。

5. 最常用的给药方法是＿＿＿＿＿＿＿＿＿＿＿＿＿＿。

【综合练习】

A1 型题

1. 为患儿给药时,下列哪些因素是不需要考虑的

    A．患儿年龄

    B．患儿性别

    C．病情

    D．药物剂型

    E．给药次数及给药途径

2. 下列哪项心理沟通方式适用于护理婴儿

    A．因势利导　　　　B．多做游戏

    C．搂抱与抚摸　　　D．适时鼓励

    E．社会交流

3. 关于先心病儿童的个性心理特征表现,以下叙述正确的是

    A．性格内向　　　　B．情绪不稳

    C．依赖心理增强　　D．明显的恐惧感

    E．记忆力强

4. 下面哪一项不是为出院患儿实施出院健康宣教的内容

    A．休息、饮食　　　B．疾病机理

    C．用药　　　　　　D．功能锻炼

    E．定期复查

5. 下列哪项是护士观察住院患儿的重点

    A．协助医生寻找病因

    B．观察体温、脉搏、血压、呼吸并记录

    C．注意饮食变化

    D．观察小儿情绪变化

    E．记录用药后的反应

A2 型题

1. 患儿,男,14 个月,因"发热、流涕 2 天"就诊。查体:T 39.7 ℃,P 135 次/min;神志清,咽部充血,心肺检查无异常,查体时患儿突然双眼上翻,四肢强直性、阵挛性抽搐。诊断为高热惊厥。按医嘱静脉注射地西泮 2 mg(1 ml 含 10 mg 地西泮),应抽取药液的量是

    A．0.2 ml　　　　　B．0.4 ml

    C．0.6 ml　　　　　D．0.8 ml

    E．1 ml

A3/A4 型题

(1~3 题共用题干)

患儿,女,1 岁,因患上呼吸道感染,用青霉素治疗,医嘱剂量为 10 万单位/kg/次,每日 2 次。青霉素规格为 80 万单位/瓶(粉剂)。

1. 患儿体重是

    A．6 kg　　　　B．8 kg

    C．10 kg　　　D．12 kg

    E．9 kg

2. 如用 4 ml 注射用水稀释,该患儿每次应抽取的药液量是

    A．4 ml　　　　B．4.5 ml

    C．5 ml　　　　D．5.5 ml

    E．6 ml

3. 患儿每日青霉素的剂量是

    A．120 万单位　　　　B．160 万单位

    C．200 万单位　　　　D．240 万单位

    E．180 万单位

(编者:梅玲)

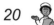

第六章　新生儿与新生儿疾病患儿的护理

第一节　正常新生儿及早产儿的护理

【知识要点】

一、概述

1. 正常足月新生儿的概念是指胎龄满 37～42 周，体重 2 500 g 以上，身长 47 cm 以上，无任何畸形和疾病的活产新生儿。早产儿又称未成熟儿，是指胎龄大于 28 周，不满 37 周，体重多在 2 500 g 以下，身长不到 47 cm 的活产婴儿。

2. 新生儿的分类。

3. 足月儿和早产儿的特点。

二、护理评估

1. 健康史。

2. 临床表现：

(1) 正常足月新生儿及早产儿的特点。

(2) 早产儿各系统的特点。

(3) 心理、社会状态。

三、主要护理诊断及合作性问题与护理措施

足月儿和早产儿的主要护理诊断及合作性问题与护理措施见表 6-1。

表 6-1　足月儿和早产儿的主要护理诊断及合作性问题与护理措施

护理诊断/问题	主要护理措施
1. 体温改变：与体温调节中枢发育不完善有关。	维持体温稳定： (1) 足月儿：室温 22～24 ℃、湿度 55%～65%、床距 60 cm。 (2) 早产儿：室温 24～26 ℃、湿度 55%～65%、床距 60 cm。 (3) 注意采取各种保暖措施，穿衣盖被，室温维持在 24 ℃。 (4) 体重小于 2 kg，应尽早入婴儿培养箱，箱内温度与体重有关。
2. 不能维持自主呼吸：早产儿呼吸中枢和肺发育不成熟。	维持有效呼吸： (1) 保持呼吸道通畅，切不可将上肢固定在包被中，不可随意将物品放在新生儿的口鼻及胸部。 (2) 有缺氧症状时适当吸氧，常用氧气浓度为 30%～40%，应在血气监测下给氧，防止氧中毒并发症发生。

续表

护理诊断/问题	主要护理措施
3. 有窒息的危险：新生儿易溢奶、呕吐。	保持呼吸道通畅。
4. 有感染的危险：免疫功能低下。	预防感染：建立消毒隔离制度，完善清洗设施。入室时应更换衣、鞋，接触新生儿前后均应洗手，避免交叉感染。早产儿和足月儿应分室居住，并定期对病房进行消毒处理。
5. 营养失调：低于机体需要量。	合理喂养： (1) 足月儿：生后 30 min 即可开始吸吮母乳，鼓励按需哺乳，每日理想体重增长为 15 ~ 30 g。 (2) 早产儿：出生体重在 1 500 g 以上的、无青紫的患儿，可于生后 2 ~ 4 h 喂 10% 的糖水，无呕吐者 6 ~ 8 h 喂奶。小于 1 500 g 或伴青紫者可适当推迟开奶时间。

四、健康教育

1. 提倡母婴同室和母乳喂养。
2. 介绍喂养、皮肤护理等有关知识。
3. 进行新生儿筛查及出院后定期随访。

【课前预习】

1. 新生儿胎龄分类：足月儿是指_____≤胎龄<_____周的新生儿；早产儿是指胎龄_____周的新生儿；过期产儿是指胎龄_____周的新生儿。

2. 正常出生体重儿是指出生体重_____并_____kg 的新生儿；低出生体重儿是指出生体重_____的新生儿,其中出生体重_____者又称为极低出生体重儿；出生体重_____者又称超低出生体重儿；巨大儿是指出生体重_____的新生儿。

【课后巩固】

一、名词解释
适中温度

二、填空题
1. 足月新生儿哭声_____，早产儿_____；足月儿毳毛_____、皮下脂肪_____，早产儿毳毛____、皮下脂肪_____；足月儿头发_____、易梳理，早产儿_____、不易梳理；足月儿耳软骨发育_____，早产儿缺乏_____、耳舟_____；足月儿乳房、乳晕清楚，结节_____，早产儿乳晕不清、_____结节或结节_____；足月儿整个足底遍及足纹，早产儿足底纹_____；足月儿指趾甲_____指（趾）端，早产儿_____指（趾）端；足月儿肌张力_____，早产儿_____；足月男婴阴囊_____，睾丸_____，早产男婴阴囊_____，睾丸_____，足月女婴大阴唇_____小阴唇，早产女婴大阴唇_____小阴唇。

2. 新生儿胃呈_____位，贲门括约肌_____，因此易发生_____。

3. 新生儿出生后_____h 排出_____胎粪，_____天转为_____。

4. 新生儿出生后_____h 排尿。

5. 新生儿神经反射有：① _____；② _____；③ _____；④ _____；⑤ _____，这些反射_____个月消失。

6. 正常腋温应维持在_____，昼夜波动不超过_____。

7. 生理性黄疸一般在出生后_____天开始出现，_____天最明显，足月儿_____内消退，早产儿可延迟至_____。血清胆红素足月儿___12.9 mg/dl，早产儿_____15 mg/dl。

8. 生理性体重下降是指新生儿出生数天内，由于摄入少、水分丢失较多及尿、粪排出而引起的体重下降，下降范围为_____，约在出生后_____日达到最低点，最多不超过_____，以后逐渐回升，出生后_____天恢复到出生时体重。

9. 假月经是指部分女婴生出后_____天阴道流出少量____分泌物，或大量非脓性分泌物，可持续_____。

10. 生理性乳腺肿大是指新生儿出生后_____天出现乳腺肿大，如_____大小，2～3 周消退，切勿_____，以免感染。

11. 新生儿口腔内两种生理现象是指 _____，不可_____，以免感染。

12. 足月新生儿适宜的环境温度为_____，相对湿度为_____。

13. 呼吸暂停是指呼吸停止时间为_____，或虽_____但伴心率减慢，_____次/min 并出现_____及四肢肌张力的_____，其处理是_____。

14. 早产儿适宜的环境温度是_____，晨间护理时应达_____，相对湿度_____。

15. 新生儿出生后应补充_____预防出血症。

16. 早产儿给氧应注意氧浓度和时间，以防_____。

17. 早产儿由于肝糖原储存少以及肾小管重吸收葡萄糖能力差，易出现_____。

【综合练习】

A2 型题

1. 女婴，出生 15 天，早产儿，母乳喂养，每天 8～10 次，体重 3.2 kg。该患儿室内温度应保持在
   A．18～22 ℃　　B．20～22 ℃
   C．22～24 ℃　　D．24～26 ℃
   E．26～28 ℃

2. 女婴，出生 8 h，对婴儿提供的护理措施，下列说法不正确的是
   A．入室后了解 Apgar 评分情况
   B．观察排尿、排胎便时间
   C．持续仰卧位，颈部前屈
   D．密切观察呼吸和面色
   E．选择母乳喂养

3. 女婴，出生 15 天，母乳喂养，每天 8～10 次，体重 3.2 kg，家长询问小儿室内应保持的湿度，护士告知正确的是
   A．30%～40%　　B．40%～50%
   C．55%～65%　　D．65%～70%
   E．70%以上

4. 女婴，出生 6 天，阴道流出少量血性分泌物，其他未见异常，一般情况良好。该新生儿最有可能是

A．阴道黏膜炎症 　　B．处女膜破裂

C．血尿待查 　　　　D．假月经

E．出血症

　生素

　E．乳腺肿大，不必处理，2～3周后自然消退

5. 男婴，出生 6 天，足月顺产，体重 3 kg，体温、吃奶情况、睡眠、大、小便均正常。生后第 4 天出现双乳腺肿大，检查如蚕豆大小，局部不红，应考虑为

A．乳腺炎，肌注青霉素

B．乳汁滞留，立即挤压排出乳汁

C．乳腺脓肿，切开引流

D．乳腺肿大，观察一周不消则静注抗

6. 男婴，出生胎龄 35 周，出生时体重 1 600 g，无青紫，合理的喂养方法是

A．出生后半小时给予早产儿配方奶

B．出生后半小时喂 10% 葡萄糖水 2 ml/kg

C．出生后 2～4 h 喂 10% 葡萄糖水 2 ml/kg

D．出生后 2～4 h 给予母乳喂养

E．出生后 2～4 h 给予早产儿配方奶

A3/A4 型题

（1～5 题共用题干）

平平，男婴，出生第一天，体重 2 900 g，身长 51 cm，面色红润，哭声响亮，一般情况良好，现采用母乳喂养。

1. 该新生儿开始喂乳的时间是

A．出生后即可喂母乳

B．出生后 6 h 喂母乳

C．出生后 12 h 喂母乳

D．出生后 18 h 喂母乳

E．出生后 24 h 喂母乳

2. 母亲喂乳时最佳的体位是

A．平卧位 　　　　B．坐位

C．右侧卧位 　　　D．左侧卧位

E．立位

3. 哺乳结束后，应竖抱婴儿，轻拍其背部的目的是

A．促进消化和吸收 　　B．增强食欲

C．避免哭闹 　　　　　D．促进断乳

E．防止溢乳

4. 3 个月后母亲因特殊原因无法继续哺乳，应首选哪一种代乳品

A．鲜牛乳 　　　　B．羊乳

C．豆浆 　　　　　D．米糊

E．脱脂乳粉

5. 长期单纯以羊乳喂养的小儿可发生

A．佝偻病

B．营养性缺铁性贫血

C．营养性巨幼红细胞性贫血

D．营养不良

E．肥胖症

（6～7 题共用题干）

豆豆，女婴，胎龄 33 周，日龄 3 天。出生时体重 2 200 g，心率 120 次/min，呼吸佳，四肢能活动，全身皮肤红润。其余均正常。

6. 根据体重分类，该婴儿属于

A．低出生体重儿

B．正常出生体重儿

C．极低出生体重儿

D．高出生体重儿

E．巨大儿

7. 与该婴儿外观特征不符的是

A．皮肤薄嫩，胎毛多

B．头发细如绒毛

C．耳廓不清晰

D．乳房无结节

E．足底布满纹理

（8～9 题共用题干）

强强，男婴，足月产，日龄 4 天，体重 2 250 g，出生后第三天发现乳腺肿大。

9. 根据体重分类，该男婴属于

A. 低出生体重儿

B. 正常出生体重儿

C. 极低出生体重儿

D. 高出生体重儿

E. 巨大儿

10. 应采取的护理措施是

A. 立即汇报医生，及时诊疗

B. 将内容物挤出，以免病情恶化

C. 按医嘱预防性使用抗生素

D. 对患儿进行消毒

E. 无须处理，告诉家长正确知识

第二节　新生儿常见疾病患儿的护理

新生儿黄疸的护理

【知识要点】

一、概述

新生儿黄疸是新生儿时期由于胆红素在体内积聚而引起巩膜、皮肤、黏膜、体液和其他组织被染成黄色的现象。

1. 新生儿胆红素代谢特点：① 胆红素生成较多；② 联结运送胆红素能力弱；③ 肝脏对胆红素摄取能力差；④ 肠肝循环增加。

2. 新生儿黄疸的分类：① 生理性黄疸；② 病理性黄疸。

3. 引起病理性黄疸的病因：① 感染性疾病；② 非感染性疾病。

二、护理评估

1. 健康史。

2. 临床表现：

(1) 生理性黄疸：出生后 2～3 日全身皮肤发黄，头面部、颈部、躯干、腿部及口腔黏膜比较明显，5～7 日达到高峰，以后逐渐消退。

(2) 病理性黄疸：Rh 溶血者多在出生后 24 h 内出现黄疸，并迅速加重；感染引起的黄疸程度重、发展快，血清胆红素迅速增高，或每日上升大于 85 μmol/L(5 mg/dl) 且黄疸持续时间过长或黄疸退而复现。

(3) 胆红素脑病：当血清胆红素>342 μmol/L(20 mg/dl)，可引起胆红素脑病（核黄疸）。患儿出现精神反应差，食欲不振，拒乳，以后出现尖叫、凝视、角弓反张甚至抽搐等症状。

3. 辅助检查：

(1) 血清总胆红素浓度、血清结合胆红素浓度。

(2) 血红蛋白、血细胞比容、网织红细胞及抗人体球蛋白试验。

三、治疗要点

1. 找出原因，采取相应的治疗措施。

2. 适当输入血浆和白蛋白，肝酶诱导剂及换血疗法等。

3. 应用蓝光疗法，防止胆红素脑病发生。

四、主要护理诊断及合作性问题与护理措施

新生儿黄疸的主要护理诊断及合作性问题与护理措施见表 6-2。

表 6-2　新生儿黄疸的主要护理诊断及合作性问题与护理措施

护理诊断/问题	主要护理措施
1. 潜在并发症：胆红素脑病。	预防胆红素脑病： (1) 加强保暖；(2) 喂养调整；(3) 蓝光治疗；(4) 按医嘱用药； (5) 配合换血治疗；(6) 密切观察病情。
2. 知识缺乏：缺乏防病知识。	向家长解释本病的相关知识。

五、健康教育

1. 讲解黄疸病因及临床表现，使家长了解病情的转归。

2. 给予康复治疗和护理指导。

【课前预习】

一、基础复习

胆红素的代谢特点。

二、预习目标

新生儿黄疸的分类：_____、_____。

【课后巩固】

1. 引起新生儿病理性黄疸的常见疾病有：①_____、②_____、③_____、④_____、⑤_____。

2. 新生儿胆红素代谢的特点有：① 胆红素形成_____；② 血浆白蛋白联结胆红素的能力_____；③ 肝细胞处理胆红素的能力_____、④ "_____循环"特点。

3. 黄疸患儿输血浆和清蛋白的目的是中和胆红素，预防_____。

4. 生后 24 h 内出现的黄疸首先考虑_____。

5. 病理性黄疸：①黄疸出现____（生后_____内）；②程度_____，胆红素每日上升超过_____；③黄疸消退，足月儿_____，早产儿_____；④ 血清胆红素超过，足月儿_____，早产儿_____。

6. 新生儿溶血病：以_____血型不合最常见，_____血型不合较少见。ABO 血型不合，多为母亲___型，婴儿___型或___型；如母亲为___型或婴儿为___型，则均不会发生溶血。

7. 蓝光照射：_____胆红素在蓝光的作用下可转变成水溶性异构体，经胆汁、尿液排出，波长_____nm 的蓝光效果好。一般持续或间断照射_____h 不等。照射过程中患儿全身_____，用尿布遮盖会阴部，佩戴_____，应适当补充_____，以防发生_____。

8. 母乳性黄疸，可隔次母乳喂养，待黄疸好转后，逐步过渡到正常母乳喂养；若黄疸较重，可暂停母乳_____天，待黄疸消退后再继续_____。

【综合练习】

A2 型题

1. 女婴，出生后 7 天，近日来，皮肤发黄明显，来医院就诊。查体：T 36.8 ℃、P 132 次/min、R 24 次/min，食欲及大小便均正常。其黄疸可能是

　　A．病理性黄疸　　　　B．生理性黄疸

　　C．胆道闭锁　　　　　D．新生儿脐炎

　　E．新生儿败血症

2. 新生儿，生后 10 h，发现皮肤、黏膜及巩膜黄染，精神差，查血清胆红素 155 μmol/L，其他未见异常，护士考虑该患儿最可能的诊断是

　　A．生理性黄疸

　　B．先天性胆管阻塞

　　C．颅内出血

　　D．败血症

　　E．溶血症

3. 女婴，生后 2 天，近日来，皮肤发黄明显，来医院就诊。查体：T136.8 ℃、P 132 次/min、R 24 次/min，食欲及大小便均正常。诊断为生理性黄疸。正确指导是

　　A．给予白蛋白注射液

　　B．给予光照疗法

　　C．多晒太阳，减轻黄疸

　　D．注意保暖，多穿衣服

　　E．增加喂养次数，促进胎便排出

4. 患儿日龄 5 天，生后 24 h 内出现黄疸，进行性加重。在蓝光疗法中，下列哪项措施是错误的

　　A．使用前调节好箱内的温度、湿度

　　B．将患儿脱光衣服，系好尿布，戴好护眼罩置入箱中

　　C．保持箱内温度、湿度相对恒定，使体温稳定于 36.5～37.5 ℃

　　D．进行过程中适当限制液体供给

　　E．严密观察病情，注意副作用

5. 新生儿，出生 2 天，生后 20 h 出现皮肤黄染，现黄疸明显加重。为确定病因，该患儿首要的辅助检查为

　　A．肝胆 B 超　　　　B．母婴血型

　　C．细菌培养　　　　　D．尿常规

　　E．血常规

6. 新生儿生理性黄疸的主要原因是

　　A．皮肤发亮，水肿，毳毛多

　　B．皮肤红润，皮下脂肪丰满，毳毛少

　　C．肝葡萄糖醛酸基转移酶活性低

　　D．呼吸常不规则，甚至呼吸暂停

　　E．男女足月新生儿生后 3～5 天出现乳腺肿大

7. 约 60% 的足月儿和 80% 以上的早产儿可于出生后

　　A．1～2 天出现黄疸

　　B．2～3 天出现黄疸

　　C．2～4 天出现黄疸

　　D．2～5 天出现黄疸

　　E．2～6 天出现黄疸

A3/A4 型题

（1～3 题共用题干）

一足月儿，母乳喂养，生后 3 天因黄疸住院，血清总胆红素 289 μmol/L(16.9 mg/dl)，母亲血型为 O 型、Rh 阳性，父亲血型为 AB 型、Rh 阳性。

1. 首先应作哪项检查？
    A．血培养
    B．肝功能
    C．血涂片找球形红细胞
    D．定血型
    E．抗人球蛋白试验
2. 此患儿最可能的诊断是
    A．新生儿败血症
    B．新生儿肝炎
    C．新生儿 ABO 溶血病
    D．新生儿 Rh 溶血病
    E．新生儿母乳性黄疸
3. 首先应采取的治疗措施是

A．光疗　　　　　B．抗生素应用
C．换血　　　　　D．输注白蛋白
E．口服鲁米那

（4～5 题共用题干）

一新生儿生后 2 天因高胆红素血症入院，入院时血清总胆红素水平为 400 μmol/L（23.4 mg/dl）。

4. 以下哪项措施不妥当？
    A．光疗
    B．准备换血
    C．静脉输注白蛋白
    D．静脉应用青霉素＋SMZ 抗感染
    E．心电、呼吸监护
5. 患儿在治疗中发生了抽搐，首先考虑
    A．低血糖　　　　B．胆红素脑病
    C．低血钙　　　　D．化脓性脑膜炎
    E．颅内出血

新生儿缺氧缺血性脑病（HIE）的护理

【知识要点】

一、概述

新生儿缺氧缺血性脑病是由于各种围生期因素引起的缺氧和脑血流减少或暂停而导致胎儿和新生儿的脑损伤，是新生儿窒息后的严重并发症。

1. 病因：病因复杂，与缺氧或缺血因素有关。

2. 发病机制：与脑血流改变、脑组织生化代谢改变、神经病理学改变因素有关。

二、护理评估

1. 健康史。

2. 临床表现：新生儿意识障碍、肌张力低下、中枢性呼吸衰竭。临床分三度。

3. 辅助检查：

(1) 头颅 B 超、CT 检查，可帮助确定病变的部位、范围及有无颅内出血等。

(2) 脑电图，可显示低电压等改变。

(3) 脑干诱发电位，可显示异常波。

三、治疗要点

1. 氧疗：改善缺氧状态。

2. 控制惊厥：首选苯巴比妥。

3. 治疗脑水肿：呋塞米或甘露醇静脉推注。

4. 亚低温治疗：采用人工诱导的方法将体温下降 2～4 ℃，减少脑组织的基础代谢，保护神经细胞。目前该方法治疗 HIE 仅适合于足月儿，对早产儿尚不宜采用。

四、主要护理诊断及合作性问题与护理措施

HIE 的主要护理诊断及合作性问题与护理措施见表 6-3。

表 6-3　HIE 的主要护理诊断及合作性问题与护理措施

护理诊断/问题	主要护理措施
1. 低效性呼吸形态：与缺氧、缺血致呼吸中枢损害有关。	改善缺氧：及时清理呼吸道分泌物，保持呼吸道通畅。
2. 潜在并发症：颅内压升高、呼吸衰竭。	(1) 监护：严密监护患儿的生命体征，注意患儿的神志、瞳孔等症状。 (2) 亚低温治疗护理：降温、维持、复温、监测。
3. 有废用综合征的危险：与缺氧、缺血导致的后遗症有关。	早期康复干预。

五、健康教育

1. 向家长解答病情，并给予支持和安慰。

2. 指导家长早期康复干预的方法。

3. 定期随访。

【课前预习】

1. HIE 的临床表现是什么？

2. 什么是亚低温治疗方法？

【课后巩固】

1. 亚低温疗法：应于发病_____治疗，持续 48～72 h，采用人工诱导的方法将体温下降_____，以减少脑组织的基础代谢，保护神经细胞。该方法仅用于_____，早产儿暂不宜采用。

2. 降温：采用选择性头部降温，使头颅温度维持在_____。

3. 复温：亚低温治疗结束后，必须进行复温。复温_____，时间 > _____h，保证体温上升速度不高于每小时_____，避免快速复温引起的低血压。体温恢复正常后，需每____h 测体温 1 次。

【综合练习】

A2 型题

1. 足月婴儿出生时全身皮肤青紫，Apgar 评分为 3 分，查体：昏迷，反射消失，肌张力低下，心率慢，呼吸不规则，诊断为缺氧缺血性脑病，临床分度为
   - A．极轻度
   - B．轻度
   - C．中度
   - D．重度
   - E．极重度

2. 足月女婴，自然分娩，出生时体重 3 kg，娩出时 Apgar 评分 4 分，抢救 10 min 后评 9 分。生后 2 h 出现注视、哭声单调，继而全身抽搐，肌张力偏高，为控制惊厥，应首先采用
   - A．肌注呋塞米（速尿剂）3 mg
   - B．肌注地塞米松 15 mg
   - C．20%甘露醇 10 ml 静脉推注
   - D．苯巴比妥钠 60 mg 15～30 min 内静滴
   - E．肌注维生素 K_1 1 mg

3. 足月儿，出生后医生检查前囟张力稍高，拥抱、吸吮反射减弱，瞳孔缩小，对光反应迟钝，上肢肌张力减退较下肢重。诊断为新生儿缺氧缺血性脑病并采取相应治疗措施。新生儿缺氧缺血性脑病的治疗方法中除外
   - A．供氧
   - B．苯巴比妥控制惊厥
   - C．青霉素抗感染
   - D．脱水剂
   - E．康复干预

4. 患儿男，因脐带绕颈 2 周行剖宫产，出生时呼吸弱，喘息，全身皮肤苍白，口唇青紫，肌张力低下，经复苏 5 min 后好转。Apgar 评分，1 min 2 分，5 min 7 分。出生后一直反应差，吃奶少。
   - A．气体交换受损
   - B．体温过低
   - C．潜在并发症
   - D．有废用综合征的危险
   - E．低效性呼吸状态

A3/A4 型题

（1～3 题共用题干）

早产儿，男，日龄 1 天。有窒息史，主要表现嗜睡，反应差，肌张力低，查体，前囟张力稍高，拥抱、吸吮反射减弱，初步诊断：新生儿缺血缺氧性脑病。

1. 可能出现脑损伤的部位是
   - A．大脑皮质
   - B．大脑前脚
   - C．大脑基底节
   - D．大脑矢状窦
   - E．脑室周围白质

2. 欲行 CT 检查，最适合的检查时间为
   - A．生后 1～6 天
   - B．生后 2～5 天
   - C．生后 1 周左右
   - D．生后 10 天左右
   - E．生后 2 周左右

3. 该患儿病情平稳后，促进脑功能恢复的护理是
   - A．固定肢体在功能位
   - B．维持氧饱和度的稳定
   - C．保证足够的热量供给
   - D．减少探视次数
   - E．动作训练和感知刺激的干预措施

（4～5 题共用题干）

毛毛，女，36 周，日龄 1 天，出生 1 min Apgar 评分 3 分，5 min 6 分，10 min 8

分。现出现嗜睡，肌张力低下、神经反射减低，偶有惊厥。

D．高胆红素血症

E．新生儿低血钙

4．患儿很有可能的诊断为

A．缺氧缺血性脑病

B．脓毒血症

C．病理性黄疸

5．患儿的疾病程度属于

A．极轻度　　　　B．轻度

C．中度　　　　　D．重度

E．极重度

新生儿颅内出血的护理

【知识要点】

一、概述

新生儿颅内出血是新生儿期常见的一种严重的脑损伤性疾病，主要因缺氧或产伤引起，早产儿发病率较高，预后较差。

病因及发病机制：

1．缺血缺氧性颅内出血。

2．产伤性颅内出血。

3．其他高渗液体输入过快，机械通气不当，血压波动过大，操作时对头部按压过重均可引起颅内出血。还有少数颅内出血者，是由原发性出血性疾病或脑血管畸形引起。

二、护理评估

1．健康史。

2．临床表现：① 意识形态改变；② 眼部症状；③ 颅内压增高表现；④ 呼吸系统表现；⑤ 肌张力改变；⑥ 瞳孔改变；⑦ 其他。

3．辅助检查：① 脑脊液检查；② 头颅 B 超或 CT 检查。

三、治疗要点

1．控制出血：可选用维生素 K_1、酚磺乙胺、安洛血。

2．镇静、止惊：选用地西泮、苯巴比妥。

3．降低颅内压：选用地塞米松、呋塞米，早期慎用甘露醇。

4．恢复脑细胞功能：选用胞磷胆碱、脑活素、脑康复等。

5．支持及对症治疗。

四、主要护理诊断及合作性问题与护理措施

新生儿颅内出血的主要护理诊断及合作性问题与护理措施见表6-4。

表 6-4 新生儿颅内出血的主要护理诊断及合作性问题与护理措施

护理诊断/问题	主要护理措施
1. 潜在并发症：颅内压升高。	密切观察病情，降低颅内压。
2. 低效性呼吸形态：呼吸中枢受损。	合理用氧。
3. 有窒息的危险：与惊厥、昏迷有关。	保持呼吸道通畅。
4. 体温调节无效：与体温调节中枢受损有关。	维持体温稳定。

五、健康教育

1. 向家长解释病情的严重程度、治疗效果及预后。
2. 建议家长尽早带孩子到医院进行新生儿行为神经测定。
3. 鼓励指导家长对后遗症的患儿进行功能训练和智力开发。
4. 随访。

【课后巩固】

1. 新生儿颅内出血的病因有_____，_____。
2. 不适当地输注_____，使脑血管内压急剧上升，导致血管破裂出血。
3. 新生儿颅内出血，降颅压宜首选_____。
4. 新生儿颅内出血宜采取_____体位，应保持头肩部抬高____。
5. 脑脊液检查：呈_____和有_____有助于诊断，但检查正常者不能排除本病，_____不宜进行此项检查。
6. 降低颅内压：选用_____，有呼吸衰竭时用小剂量_____。
7. 缓解颅内高压：保持头高体位，凡需头偏向一侧时，整个躯体也取_____，使头部始终处于_____，避免_____。
8. 颅内高压时，一切必要的护理操作尽量集中进行，喂乳时_____。

【综合练习】

A2 型题

1. 足月臀位产儿，生后即不安，前囟饱满，唇微发绀，双肺呼吸音清，心率 128 次/min，最可能的诊断是
   A. 维生素 D 缺乏性手足搐搦症
   B. 化脓性脑膜炎
   C. 新生儿败血症
   D. 新生儿颅内出血
2. 新生儿颅内出血，下列哪项错误

   A. 产伤性颅内出血，足月儿多见
   B. 多由窒息和产伤引起
   C. 硬膜下血肿多由产伤引起
   D. 小脑出血多发生在足月儿
3. 足月儿，有胎儿宫内窒息史，出生后不久出现烦躁不安，易激惹。具有下列哪项考虑颅内出血
   A. 口吐泡沫，唇周发绀

B．脑性尖叫，拒奶且脑脊液中必须发现
　　皱缩红细胞

C．前囟隆起，张力增高

D．血常规检查正常

E．感染性肺炎

A3/A4 型题

（1~2题共用题干）

足月儿，臀位，吸引器助产。生后 1 天，出现嗜睡，呼吸不规则，肌张力低下。

1．患儿最可能的诊断是

A．新生儿化脓性脑膜炎

B．新生儿破伤风

C．新生儿颅内出血

D．新生儿吸入性肺炎

E．新生儿败血症

2．下列护理措施不适当的是

A．保持绝对静卧

B．维持体温稳定

C．使用止血药物

D．清除呼吸道分泌物

E．切开引流

（3~4题共用题干）

早产儿，生后 16 h，第二产程延长，吸引器助产，出生时窒息 2 min，复苏后嗜睡、尖叫。查体：体温 36 ℃，口周略青，前囟饱满，心肺(－)。

3．该患儿临床诊断为

A．新生儿化脓性脑膜炎

B．新生儿破伤风

C．新生儿脐炎

D．新生儿颅内出血

E．新生儿败血症

4．该患儿首优的护理诊断为

A．有窒息的危险

B．有受伤的危险

C．有感染的危险

D．营养不良

E．潜在并发症：脑疝

新生儿寒冷损伤综合征患儿的护理

【知识要点】

一、概述

新生儿寒冷损伤综合征又称新生儿冷伤，亦称新生儿硬肿症，是指新生儿期由多种原因引起的皮肤和皮下脂肪变硬和水肿的一组疾病。以早产儿多发。

1．病因：尚未完全清楚，但多认为寒冷、早产、低体重、感染和窒息可能是其致病因素。

2．发病机制：低体温和皮肤硬肿使皮肤血管痉挛收缩，血流缓慢凝滞，造成组织缺氧、代谢性酸中毒和微循环障碍，引起弥散性血管内凝血和全身多器官损伤，甚至多器官功能衰竭。

二、护理评估

1．健康史。

2. 临床表现：

(1) 表现为：① 一般表现；② 低体温；③ 皮肤硬肿；④ 多器官功能损害。

(2) 临床按病情分轻、中、重三度。

3. 辅助检查：

(1) 动脉血气分析。

(2) 血电解质、尿素氮、肌酐。

三、治疗要点

1. 复温是关键。

2. 供给足够热量。

3. 纠正器官功能紊乱。

4. 控制感染。

四、主要护理诊断及合作性问题与护理措施

新生儿寒冷损伤综合征患儿的主要护理诊断及合作性问题与护理措施见表 6-5。

表 6-5　新生儿寒冷损伤综合征患儿的主要护理诊断及合作性问题与护理措施

护理诊断/问题	主要护理措施
1. 体温过低：与新生儿体温调节中枢有关。	(1) 复温。 (2) 复温的原则是循序渐进，逐步复温。
2. 营养不良：低于机体需要量。	合理喂养。
3. 有感染的危险：免疫、皮肤屏障功能低下。	预防感染，消毒隔离，加强皮肤护理。
4. 皮肤完整性受损：皮肤硬肿、水肿。	(1) 严格控制补液速度。 (2) 加强皮肤护理。
5. 潜在并发症：肺出血、DIC。	(1) 注意病情观察。 (2) 及时控制病情。
6. 知识缺乏：家长缺乏正确育儿知识。	介绍疾病相关知识。

五、健康教育

1. 介绍疾病发生的相关知识。

2. 指导新生儿护理，加强保暖，合理喂养等。

3. 鼓励母乳喂养。

【课前预习】

1. 新生儿寒冷损伤综合征的病因有_____、_____、_____、_____等。

2. 新生儿寒冷损伤综合征的皮肤特点是_____。

3. 低体温：指体温降至_____以下。

【课后巩固】

1. 新生儿寒冷损伤综合征皮肤硬肿的顺序是：＿＿＿＿＿＿＿＿＿＿→大腿外侧→整个下肢→
＿＿＿＿＿＿＿→＿＿＿＿＿＿＿→＿＿＿＿＿→全身。

2. 新生儿寒冷损伤综合征首要的护理措施是：＿＿＿＿＿＿＿＿＿＿＿＿＿＿。

3. 新生儿寒冷损伤综合征复温原则是：＿＿＿＿＿＿＿＿＿＿＿＿、＿＿＿＿＿＿＿＿＿＿＿。

4. 重症新生儿寒冷损伤综合征复温的要求是＿＿＿＿＿＿＿＿＿＿＿＿＿内体温恢复正常。

5. 新生儿寒冷时主要靠＿＿＿＿＿＿产热，胎龄越小棕色脂肪含量＿＿＿＿＿，且新生儿
缺乏＿＿＿＿＿＿＿＿＿＿方式，产热能力差，易发生低体温。

6. 新生儿皮下脂肪中＿＿＿＿＿＿多，其熔点＿＿＿＿，体温低时易凝固出现皮肤＿＿＿＿。

7. 合理喂养：供给的能量和液体需加温至＿＿＿＿＿左右。

【综合练习】

A2 型题

1. 患儿，男，早产儿，胎龄 35 周，出生后 7 天，两日来发现患儿不哭、拒食、反应低下。体温 34 ℃，双面颊、肩部、臀部、下腹部、大腿及小腿外侧皮肤发硬，按之如橡皮样，考虑为新生儿寒冷损伤综合征。首选的治疗是
　A．支持治疗　　　B．合理用药
　C．对症处理　　　D．复温
　E．控制感染

2. 患儿，男，早产儿，胎龄 36 周，出生后 8 天，两日来发现患儿不哭、拒乳、反应低下。体温 34 ℃，双面颊、肩部、臀部、下腹部、大腿及小腿外侧皮肤发硬，按之如橡皮样，考虑为新生儿寒冷损伤综合征。首选的治疗是
　A．复温，逐渐调高保温箱温度，使体温逐渐达 36 ℃左右
　B．滴管或鼻管喂养，开始 80 cal/(kg·d)，以后逐渐调至正常所需热卡
　C．补液 10% 葡萄糖及生理盐水 60 ～ 80 ml/(kg·d)，糖盐比为 4∶1
　D．青霉素或氨基糖苷类抗生素防治感染
　E．地塞米松静滴，每次 0.5 ～ 1 mg/kg，1 ～ 2 次/日

3. 男婴，胎龄 35 周，出生 10 天。因低体温、反应差、拒乳、尿少、双小腿外侧皮下脂肪变硬入院。该患儿最关键的护理措施是
　A．维持有效呼吸　　　B．遵医嘱用药
　C．合理喂养　　　　　D．积极复温
　E．预防感染

4. 患儿，男，早产儿，胎龄 36 周，出生后 5 天，两日来发现患儿不哭、拒乳、反应低下。体温 30 ℃，双面颊、肩部、臀部、下腹部、大腿及小腿外侧皮肤发硬，按之如橡皮样，属重度新生儿寒冷损伤综合征。其损伤的面积为
　A．5% ～ 10%　　　　B．10% ～ 15%
　C．20% ～ 30%　　　D．30% ～ 40%
　E．大于 50%

5. 患儿，女，早产儿，胎龄 32 周，出生后 6 天，近 3 日患儿哭声减弱，活动减少，拒乳、反应低下。体温 34 ℃，双面颊、肩部、臀部、下腹部、大腿及小腿外侧皮肤发硬，按之如橡皮样。属重度新生儿寒冷损伤综合征。恢复正常体温需要时间是
　A．1 ～ 2 h　　　　B．2 ～ 4 h
　C．4 ～ 8 h　　　　D．8 ～ 10 h
　E．12 ～ 24 h

6. 新生儿 8 天，胎龄 33 周，体重 2 000 g，反应差，拒食。体检：体温 35 ℃，皮肤无疖肿，右大腿外侧皮肤发凉、硬，心、肺及腹部检查未见异常，血白细胞 9.8 ×10^9/L，中性粒细胞 45%，胸片正常。此患儿最可能为

　　A．新生儿黄疸　　　B．新生儿硬肿症
　　C．新生儿破伤风　　D．新生儿败血症
　　E．新生儿颅内出血

A3/A4 型题

（1~2 题共用题干）

　　新生儿，男，出生后 2 天，因拒乳、反应差、哭声低入院。体检：心音低钝，双下肢红肿如橡皮，测肛温 29.5 ℃。

1. 该患儿可能患
　　A．新生儿败血症
　　B．新生儿黄疸
　　C．新生儿颅内出血
　　D．肢体坏疽
　　E．新生儿寒冷损伤综合征

2. 下列护理措施中正确的是
　　A．将患儿放入 34 ℃暖箱中复温
　　B．6 h 内将患儿的体温恢复至正常
　　C．60 ℃热水袋保暖
　　D．放入比肛温高 1~2 ℃的温箱中复温

　　E．每小时箱温提高 2 ℃

（3~4 题共用题干）

　　患儿，出生后 6 天，反应差，哭声低，小腿及大腿出现硬肿，测体温 33 ℃，腋肛温差为正值。

3. 将该患儿放置的暖箱温度应调节预热到
　　A．25 ℃　　　　　B．28 ℃
　　C．30 ℃　　　　　D．35 ℃
　　E．38 ℃

4. 在下列部位中，患儿最不易发生硬肿的部位是
　　A．小腿　　　　　B．大腿外侧
　　C．下肢　　　　　D．上肢
　　E．臀部

新生儿败血症患儿的护理

【知识要点】

一、概述

　　新生儿败血症是指新生儿期致病菌侵入血液循环并在血液中生长繁殖、产生毒素而造成的全身感染。其发病率及病死率较高。未成熟儿多见。

　　病因及发病机制：新生儿免疫系统功能不完善，皮肤黏膜屏障功能差、未愈合的脐部常是细菌侵入的门户。

二、护理评估

1. 健康史。

2. 临床表现：① 黄疸；② 肝脾大；③ 出血倾向；④ 休克；⑤ 其他。

3. 辅助检查：

(1) 血常规。

(2) 血培养：阳性有诊断意义，但阴性不能排除本病。

(3) 血沉、C 反应蛋白。

三、治疗要点

1. 合理使用抗生素。

2. 支持、对症治疗。

四、主要护理诊断及合作性问题与护理措施

新生儿败血症的主要护理诊断及合作性问题与护理措施见表 6-6。

表 6-6　新生儿败血症的主要护理诊断及合作性问题与护理措施

护理诊断/问题	主要护理措施
1. 体温调节无效：与感染有关。	(1) 维持体温正常。(2) 降低体温。(3) 注意保暖。
2. 皮肤完整性受损：与感染灶有关。	(1) 及时清理局部感染病灶。 (2) 脐炎的处理。 (3) 皮肤脓疱疮的处理。
3. 营养失调：低于机体需要量。	保证营养供给。
4. 潜在并发症：化脓性脑膜炎、肺炎。	(1) 注意病情观察。 (2) 及时控制病情。

五、健康教育

1. 嘱咐家长，若有感染立即就诊。

2. 解释抗生素治疗的时间长。

3. 介绍预防感染的方法，指导正确喂养和护理。

【课前预习】

一、基础复习

1. 葡萄球菌、大肠埃希菌、链球菌。

2. 对 G^-、G^+ 杆菌有效的抗生素。

二、预习目标

1. 脐炎的处理：① 轻症者局部用 3% 过氧化氢及 75% 乙醇，从脐的根部_____彻底清洗消毒，每日 3 次；② 脐部化脓、蜂窝织炎或出现全身症状者，遵医嘱应用抗生素；脓肿形成，则需行_____；③ 肉芽肿形成者可用_____溶液烧灼。

2. 新生儿破伤风：以_____、_____面容和全身肌肉强直性痉挛为特征的急性感染性疾病。

【课后巩固】

1. 新生儿败血症致病菌最常见为_____，其次为_____。

2. ＿＿＿＿＿＿＿＿＿＿＿＿＿＿是新生儿败血症最易受感染的部位。

3. ＿＿＿＿＿＿＿＿＿＿＿＿＿＿是小儿败血症确诊的主要依据。

4. 新生儿败血症最常见的并发症是＿＿＿＿＿＿＿＿＿＿＿＿＿＿＿＿。

5. 新生儿脐炎常见的病原菌是：＿＿＿＿＿＿＿＿＿＿＿＿＿＿＿＿。

6. 早发型：生后＿＿＿＿＿起病，感染发生在＿＿＿＿＿＿＿＿＿和＿＿＿＿＿＿＿＿＿，常由母亲＿＿＿＿＿＿＿＿引起，病原菌以＿＿＿＿＿＿等革兰氏阴性杆菌为主，病死率高。

【综合练习】

A2 型题

1. 患儿，出生 7 天，4 天前曾患脐炎，未经治疗，近两天黄染明显加重，拒食，吐奶，尖叫，前囟隆起，体重不升，应考虑为
   A．新生儿颅内出血　　B．新生儿肺炎
   C．新生儿败血症　　　D．新生儿低血糖
   E．新生儿溶血症

2. 患儿，出生 12 天，诊断为新生儿败血症。今出现吐奶、前囟，尖叫、面部抽动。该患儿可能并发
   A．缺氧缺血性脑病　　B．化脓性脑膜炎
   C．高血压脑病　　　　D．脑性瘫痪
   E．脑积水

A3/A4 型题

（1～2 题共用题干）

患儿，出生 4 天。母乳喂养。出生第 3 天食奶量明显减少，第 4 天皮肤出现黄染而就诊。体检：体温 36 ℃，脐部红肿伴有脓性分泌物，诊断为新生儿败血症。

1. 引起该患儿败血症最可能的感染途径是
   A．产道　　　　　　B．消化道
   C．肝脏　　　　　　D．呼吸道
   E．脐部

2. 护士应采取的护理措施中不包括的是
   A．建立静脉通道　　B．准备蓝光床
   C．观察病情变化　　D．准备换血用物
   E．清除局部感染灶

（3～4 题共用题干）

患儿，男，足月顺产，生后 6 天，有不洁接生史。出生第 3 天出现食奶量明显减少，皮肤出现黄染。入院查体：体温 38.0 ℃，脐部周围皮肤红肿，诊断为新生儿脐炎。

3. 该病最常见的病原体是
   A．大肠杆菌

B．铜绿假单孢菌
C．溶血性链球菌
D．金黄色葡萄球菌
E．大肠杆菌

4. 针对上述情况，应选用哪种消毒液消毒脐部
   A．30% 乙醇　　　　B．50% 乙醇
   C．0.1% 新洁尔灭　　D．95% 乙醇
   E．0.5% 碘伏

（5～6 题共用题干）

患儿，女，生后第 4 天，出现精神萎靡，拒乳，不哭，伴发热，诊断为新生儿败血症。

5. 该患儿处理不正确的是
   A．给退热药　　　　B．给予抗生素
   C．静脉营养　　　　D．打开包被
   E．脐部护理

6. 对败血症有价值的诊断依据是
   A．高热　　　　　　B．白细胞总数增加
   C．血培养阳性　　　D．皮疹明显
   E．有皮肤伤口

（编者：张文兰）

第七章　营养紊乱患儿的护理

第一节　蛋白质-能量营养不良患儿的护理

【知识要点】

一、概述

营养不良是指因缺乏热能和(或)蛋白质引起的一种营养缺乏症,多见于3岁以下的婴幼儿。

1. 病因:长期摄入不足,消化吸收障碍,需要量增多,消耗量过大等。

2. 病理生理:新陈代谢异常,各系统功能低下。

二、护理评估

1. 健康史:侧重四个病因。

2. 临床表现:

(1) 症状和体征:① 体重不增,随后体重下降;② 皮下脂肪减少以至消失;③ 逐渐消瘦,体格生长发育减慢甚至停顿。

(2) 临床分度:分为三度。

(3) 临床分型:分为三型。

(4) 并发症:贫血、微量营养素缺乏、感染、低血糖。

3. 辅助检查:血清白蛋白、血清胰岛素样生长因子-1、血清酶、血糖等。

三、治疗要点

早发现,早综合治疗。

四、主要护理诊断及合作性问题与护理措施

蛋白质-能量营养不良患儿的主要护理诊断及合作性问题与护理措施见表7-1。

表 7-1　蛋白质-能量营养不良患儿的主要护理诊断及合作性问题与护理措施

护理诊断/问题	主要护理措施
1. 营养失调:低于机体需要量。	(1) 饮食管理。 (2) 促进消化,改善食欲。
2. 有感染的危险。	预防感染:注意卫生,防止交叉感染。
3. 生长发育迟缓。	提供舒适的环境,促进生长发育。
4. 知识缺乏:家长缺乏营养知识与育儿知识。	健康教育。
5. 潜在并发症: ·营养性贫血。 ·维生素缺乏。 ·自发性低血糖。	(1) 注意病情观察。 (2) 定期监测。

五、健康教育

1. 疾病发生的相关知识。
2. 合理安排作息，保证睡眠。
3. 做好生长发育监测。

【课前预习】

一、基础复习

1. 能量的需要。
2. 营养素的需要。

二、预习目标

1. 营养不良是指缺乏_____。
2. 营养不良临床分型：_____、_____、_____。
3. 营养不良饮食调整的原则：_____。

【课后巩固】

1. 营养不良最常见的病因是：_____。
2. 营养不良最早出现的症状有：_____。
3. 营养不良皮下脂肪消耗的顺序依次是_____、躯干、臀部、四肢、_____。
4. 营养不良患儿常伴有维生素_____缺乏。
5. 营养不良患儿最常见的并发症是：_____。
6. 重度营养不良患儿在下半夜和凌晨要注意观察_____。

【综合练习】

A2 型题

1. 一迁延不愈的营养不良患儿，凌晨护士巡视时发现面色苍白，四肢厥冷，神志不清，脉搏减慢，应首先考虑
   A．呼吸衰竭　　B．心力衰竭
   C．感染性休克　　D．低血糖症
   E．低钙血症

2. 1岁患儿，体重4.5 kg，老人貌，皮肤弹性消失，精神差，因迁延性腹泻住院，期间病情尚稳定，今晨突发神志不清，面色灰白，脉缓呼吸浅表，首选应采取的措施为

   A．静注西地兰
   B．静注洛贝林
   C．静注高渗葡萄糖
   D．静注甘露醇
   E．静注葡萄糖酸钙

3. 1周岁婴儿，体重6 kg，身长70 cm，精神萎靡，皮肤弹性差，腹部皮下脂肪0.3 cm，肌肉松弛。该患儿是
   A．佝偻病
   B．轻度营养不良
   C．中度营养不良

D．重度营养不良

E．中度脱水

4. 患儿，女，1岁，牛乳喂养，未加辅食，近4个月来食欲差，精神不振。体重6.6 kg，皮下脂肪0.2 cm。该患儿首优的护理诊断是

A．营养不良

B．自我形象的紊乱

C．有感染的危险

D．潜在并发症：低血糖

A3/A4 型题

（1～3题共用题干）

患儿，男，5岁。体重12 kg，身高98 cm，经常烦躁不安，皮肤干燥苍白，腹部皮下脂肪0.3 cm，肌肉松弛。

1. 护士判断该患儿是

A．轻度营养不良　　B．中度营养不良

C．重度营养不良　　D．营养不良性贫血

E．中度脱水

2. 该患儿次日起床后，突然出现面色苍白，出汗，脉搏细弱，肢体冰冷，意识模糊，护士首先应考虑该患儿发生了

A．心力衰竭　　　　B．低血糖

C．脱水　　　　　　D．低血钙

E．缺氧

3. 此时，首先应做的治疗是

A．静脉缓慢推注25%葡萄糖

B．输入生理盐水

C．予强心剂

E．生长发育的改变

5. 女婴，7个月，体重5.5 kg。出生后以母乳喂养，量少，未加辅食，尚未出牙，不会爬。查体：神志清，精神尚可，稍苍白，腹部皮下脂肪0.5 cm，肌肉稍松弛。可能的诊断是

A．正常儿　　　　　B．佝偻病

C．重度营养不良　　D．轻度营养不良

E．中度营养不良

D．补钙

E．吸氧

（4～5题共用题干）

患儿，男，1岁，腹泻3月余。发病以来食欲较差。体检：精神差，消瘦，肌肉松弛，体重7 kg，诊断为中度营养不良。

4. 该患儿血化验最突出的表现是

A．红细胞减少

B．血红蛋白降低

C．中性粒细胞减少

D．淋巴细胞减少

E．血清白蛋白降低

5. 该患儿首选的护理诊断是

A．营养失调：低于机体需要量

B．活动无耐力

C．有皮肤完整性受损的危险

D．有感染的危险

E．潜在并发症：低血糖

第二节　维生素 D 缺乏性佝偻病患儿的护理

【知识要点】

一、概述

佝偻病是指因体内维生素 D 缺乏，钙、磷代谢失常引起的以骨骼生长发育障碍为主的营

养性疾病，主要见于 2 岁以下的婴幼儿。

二、护理评估

1. 健康史：侧重引起佝偻病的常见 5 个病因。

2. 临床表现：分为四期，初期主要表现为神经精神症状，活动期主要为骨骼系统改变，恢复期症状减轻，后遗症期只留不同程度的骨骼畸形。

3. 辅助检查：血钙、血磷、碱性磷酸酶，X 线骨片在不同分期有不同改变。

三、治疗要点

1. 治疗目的：控制活动期，防止畸形和复发。

2. 维生素 D 疗法，口服为主；同时补充钙剂；整形治疗用于后遗症期。

四、主要护理诊断及合作性问题与护理措施

维生素 D 缺乏性佝偻病患儿的主要护理诊断及合作性问题与护理措施见表 7-2。

表 7-2　维生素 D 缺乏性佝偻病患儿的主要护理诊断及合作性问题与护理措施

护理诊断/问题	主要护理措施
1. 营养失调：低于机体需要量。	(1) 增加体内维生素 D。 (2) 钙剂补充。
2. 有感染的危险。	预防感染。
3. 知识缺乏。	加强健康教育。
4. 潜在并发症：维生素 D 中毒。	(1) 严格按医嘱用药。 (2) 密切观察病情。

五、健康教育

1. 疾病发生的相关知识。

2. 已有骨骼畸形者，向家长示范矫正方法。

3. 介绍佝偻病的预防方法。

【课前预习】

一、基础复习

1. 维生素 D。

2. 甲状旁腺。

二、预习目标

1. 佝偻病主要是缺乏：＿＿＿＿＿＿＿＿＿＿＿＿＿＿＿＿＿＿＿。

2. 佝偻病主要病因有：＿＿＿＿＿＿＿＿＿＿＿＿＿＿＿＿＿＿＿＿。

3. 佝偻病临床分四期：＿＿＿＿＿＿、＿＿＿＿＿＿、＿＿＿＿＿＿、＿＿＿＿＿＿。

4. 婴儿服用维生素 D 可预防＿＿＿＿＿＿＿＿＿＿＿＿＿＿。

【课后巩固】

一、名词解释

乒乓头　　郝氏沟

二、填空题

1. 维生素 D 缺乏性佝偻病的初期表现为：多数小儿出生_____起病，主要表现为_____症状，如_____、烦躁、多汗、睡眠不安、夜间啼哭，尤其头部多汗而刺激头皮，致婴儿常摇头擦枕，出现_____。

2. 维生素 D 缺乏性佝偻病激期主要表现为特征性_____。

3. 维生素 D 缺乏性佝偻病激期的骨骼改变：①_____患儿可见颅骨软化，重者可出现_____的感觉；_____患儿可有方颅或鞍形颅；前囟增宽及闭合延迟，出牙延迟、牙釉质缺乏并易患龋齿。②胸廓畸形多见于_____小儿。胸部骨骼出现肋骨串珠，_____最明显；膈肌附着处的肋骨受膈肌牵拉而内陷，形成_____；胸骨突出，呈_____，胸骨内陷呈_____，影响_____功能。③_____小儿腕、踝部肥厚的骨骺形成钝圆形环状隆起，称为佝偻病手镯或脚镯；_____小儿，由于骨质软化，因负重可出现下肢弯曲，形成"O"形腿或"X"形腿。时常长时间坐位者可见_____。

4. 维生素 D 缺乏性佝偻病激期的运动功能发育迟缓：患儿肌肉发育不良，肌张力低下，韧带松弛，表现为头颈软弱无力，_____较正常小儿晚，腹肌张力低，腹部膨隆如_____。

5. 维生素 D 缺乏性佝偻病后遗症期表现多见于_____以后小儿，临床消失，血生化及骨骼 X 线检查正常，仅遗留不同程度的_____。

【综合练习】

A2 型题

1. 患儿，女，4 个月，被医生诊断为维生素 D 缺乏性佝偻病初期，此患儿的主要症状是
   A．颅骨软化　　　　B．肋骨串珠
   C．肌肉松弛　　　　D．佝偻病手镯
   E．神经精神症状

2. 患儿，男，3 个月，最近经常烦躁、睡眠不安、夜间啼哭，多汗，有枕秃。护士正确的判断是
   A．锌缺乏症
   B．营养性缺铁性贫血
   C．可疑维生素 D 缺乏性佝偻病
   D．维生素 D 缺乏性佝偻病初期

   E．维生素 D 缺乏性佝偻病激期

3. 患儿，女，9 个月，有方颅，前囟增宽，出牙延迟，牙釉质缺乏，护士正确的判断是
   A．可疑维生素 D 缺乏性佝偻病
   B．维生素 D 缺乏性佝偻病初期
   C．维生素 D 缺乏性佝偻病激期
   D．维生素 D 缺乏性佝偻病恢复期
   E．维生素 D 缺乏性佝偻病后遗症期

4. 患儿，男，1 岁，头颈软弱无力，坐、立、行等运动功能落后，被诊断为维生素 D 缺乏性佝偻病，护士正确的护理是

A．多练走　　　　B．多练站

C．多练坐　　　　D．避免久站

E．用矫正器

5. **小林 4 岁，曾患佝偻病。查体见：鸡胸，严重的"X"形腿。对该患儿的治疗原则是**

A．多做户外活动

B．可考虑矫形手术治疗

C．多晒太阳

D．给予预防量维生素 D

E．给予治疗量维生素 D

A3/A4 型题

（1~2 题共用题干）

患儿，男，11 个月，因睡眠不安、多汗、易惊来院就诊。体检可见明显方颅，肋骨串珠，诊断为佝偻病活动期。

1. **该患儿最合适的治疗方法是**

A．大剂量维生素 D

B．大剂量钙剂

C．先用维生素 D 后用钙剂

D．先用钙剂后用维生素 D

E．在使用维生素 D 的同时适当补充钙剂

2. **对患儿母亲进行护理指导时，下列提法哪项不妥**

A．合理喂养，及时添加辅食

B．多抱患儿到外面晒太阳

C．按医嘱给服鱼肝油

D．多给患儿进行站立等运动锻炼

E．密切观察病情变化

（3~4 题共用题干）

3 个月婴儿，冬季出生，人工喂养，近日来夜啼，睡眠不安，头部多汗，查体可见枕秃，未见骨骼畸形，X 线无异常。

3. **该患儿应考虑为**

A．佝偻病初期

B．佝偻病活动期

C．佝偻病恢复期

D．佝偻病后遗症

E．佝偻病激期

4. **该患儿若选用口服给药法，维生素 D 的治**

疗量应持续

A．1 个月　　　　B．2 个月

C．3 个月　　　　D．4 个月

E．5 个月

（5~7 题共用题干）

新生儿美美，生后第 14 天，足月顺产，出生体重为 3.3 kg，母乳喂养。护士进行新生儿访视，并对家长进行预防小儿佝偻病知识宣教。

5. **护士指导时下列哪项不正确**

A．坚持母乳喂养

B．早期补充钙剂

C．及时补充维生素 D

D．坚持日光浴

E．及时添加辅食，4 个月左右开始加蛋黄、鱼泥

6. **家长发现美美有下列哪项表现时应考虑佝偻病的早期症状**

A．多汗、易惊、睡眠不安

B．精神萎靡

C．手足搐搦

D．有肋膈沟

E．有方颅

7. **为防止美美患佝偻病，应指导家长**

A．生后 1 个月起肌内注射维生素 D_3 30 万 U，每月 1 次

B．生后 2 周起每日口服维生素 D 400 IU

C．生后 1 个月起每日口服维生素 D 5 000 IU

D．生后4个月起每日口服维生素D 5 000～10 000 IU

E．生后6个月起每日口服维生素D 1万～2万IU

（8～10题共用题干）

勇勇，1岁2个月，人工喂养，平时多汗、烦躁易惊。体格检查有枕秃、方颅、鸡胸，血钙磷乘积＜30，碱性磷酸酶增高。X线检查：临时钙化带消失。临床诊断为维生素D缺乏性佝偻病。

8. 对勇勇的临床分期为

A．初期　　　　　B．激期

C．恢复期　　　　D．后遗症期

E．缓解期

9. 对勇勇的护理措施下列哪项不妥

A．护理动作要轻柔

B．尽快加强站、立、行训练以促进运动发育

C．应多晒太阳

D．多添加富含维生素D的食物

E．遵医嘱肌内注射维生素D 330万U

10. 对勇勇家长进行的健康教育指导以下哪项不妥

A．让勇勇多晒太阳

B．介绍佝偻病的病因及预防方法

C．供给富含维生素D及钙的饮食

D．让勇勇多做俯卧位抬头展胸运动

E．肌内注射维生素D_3后，应立即服用预防量的维生素D

第三节　维生素D缺乏性手足搐搦症患儿的护理

【知识要点】

一、概述

维生素D缺乏性手足搐搦症又称佝偻病性低钙惊厥，由维生素D缺乏引起，血清离子钙降低是直接原因。

二、护理评估

1. 健康史。

2. 临床表现：三个典型症状，三个隐性体征。

3. 辅助检查：血钙降低。

三、治疗要点

1. 急救处理：吸氧，保持呼吸道通畅，控制惊厥或喉痉挛。

2. 钙剂和维生素D治疗。

四、主要护理诊断及合作性问题与护理措施

维生素D缺乏性手足搐搦症患儿的主要护理诊断及合作性问题与护理措施见表7-3。

表 7-3　维生素 D 缺乏性手足搐搦症患儿的主要护理诊断及合作性问题与护理措施

护理诊断/问题	主要护理措施
1. 有窒息的危险：与喉痉挛有关。	(1) 保持呼吸道通畅。 (2) 控制惊厥或喉痉挛。 (3) 遵医嘱补充钙剂。
2. 有外伤的危险：与惊厥有关。	(1) 就地抢救。 (2) 遵医嘱抗惊厥，补钙。 (3) 适当保护。
3. 营养失调：低于机体需要量。	(1) 合理喂养。 (2) 补充维生素 D。

五、健康教育

1. 预防维生素 D 缺乏的相关知识。

2. 急救处理方法。

3. 用药指导。

【课前预习】

一、基础复习

地西泮的作用和用法。

二、预习目标

1. 引起维生素 D 缺乏性手足搐搦症的直接原因是＿＿＿＿＿＿＿＿＿＿＿＿＿＿＿＿＿＿＿。

2. 维生素 D 缺乏性手足搐搦症的三个典型症状：＿＿＿＿＿＿＿＿＿、＿＿＿＿＿＿＿＿＿、

＿＿＿＿＿＿＿＿＿＿＿＿。

【课后巩固】

一、名词解释

助产士手　　芭蕾舞足

二、填空题

1. 维生素 D 缺乏性手足搐搦症多见于＿＿＿个月至＿＿＿＿＿＿婴幼儿。

2. 维生素 D 缺乏性手足搐搦症血钙低于＿＿＿＿＿＿＿＿或血清钙离子低于＿＿＿＿＿＿＿，

临床可出现惊厥。

3. ＿＿＿＿＿＿＿＿＿＿为手足搐搦症最常见的发作形式，一般不＿＿＿＿＿＿＿＿＿。

4. 喉痉挛多见于＿＿＿＿＿＿＿＿＿＿，严重者可＿＿＿＿＿＿＿＿＿＿。

5. 隐性体征有＿＿＿＿＿＿＿＿＿＿、＿＿＿＿＿＿＿＿＿、＿＿＿＿＿＿＿＿＿。

【综合练习】

A2 型题

1. 4个月小儿，低热，轻咳，惊厥4～5次，发作后意识清晰，枕部压之乒乓球感，肺部少量湿啰音，惊厥的原因是

    A．支气管肺炎　　B．败血症

    C．手足搐搦症　　D．低血糖

    E．癫痫

2. 6个月患儿，人工喂养，平时多汗，睡眠不安，突然出现惊厥，查血钙1.3 mmol/L，在静脉补钙前应采取的紧急处理是

    A．做人工呼吸

    B．口服钙剂

    C．肌内注射地西泮

    D．肌内注射维生素 D_3

    E．使用脱水剂

A3/A4 型题

（1～2题共用题干）

患儿，男，6个月，突然发生四肢的抽动，持续3 min，人工喂养，未加辅食。查：体温37.5 ℃，颈软。前囟2 cm × 2 cm，枕部按压有乒乓感，神经系统检查(－)。

1. 对该患儿的初步诊断为

    A．化脓性脑膜炎

    B．癫痫

    C．高热惊厥

    D．低血糖

    E．维生素 D 缺乏症手足搐搦症

2. 首选的处理方法为

    A．立即用10%葡萄糖酸钙5～10 ml加10%葡萄糖稀释后缓慢静注

    B．立即静注地西泮，再用10%葡萄糖酸钙5～10 ml加10%葡萄糖稀释后缓慢静注

    C．立即肌注维生素 D_3 20万U

    D．给予20%甘露醇

    E．给予敏感抗生素

（3～5题共用题干）

3个月婴儿，人工喂养，体温正常，因抽搐1次入院，抽搐时两眼上翻，神志不清，查血清离子钙为1.0 mmol/L，血清总钙为2.0 mmol/L。

3. 该婴儿体重约为

    A．3 kg　　　　　B．4 kg

    C．5 kg　　　　　D．5.5 kg

    E．6 kg

4. 该婴儿临床诊断为

    A．维生素 D 缺乏性佝偻病

    B．维生素 D 缺乏性手足搐搦症

    C．营养不良轻度

    D．营养不良中度

    E．营养不良重度

5. 该婴儿的主要护理问题为

    A．皮肤完整性受损

    B．清理呼吸道无效

    C．有窒息的危险

    D．气体交换受损

    E．潜在并发症：低血糖

（6～7题共用题干）

患儿，女，6个月。因发热、咳嗽2天，惊厥5次入院。患儿出生后人工喂养，未添加辅食。查体：体温37.3 ℃，咽部充血，颅骨软化，在体检过程中，该患儿再次出现惊厥发作。

6. 关于诊断，护士的正确判断是

    A．癫痫

    B．低血糖

C．高热惊厥

D．化脓性脑膜炎

E．维生素 D 缺乏性手足搐搦症

7．护士应采取的治疗措施为

A．缓慢静脉推注 20% 甘露醇

B．静脉注射 50% 葡萄糖

C．静脉给予大量抗生素

D．静脉给予镇静剂和钙剂

E．静脉给予镇静剂和维生素 D

（8~9 题共用题干）

患儿，女，6 个月。常在睡眠时烦躁哭闹，入睡难，查体重 7 kg，T 37.9 ℃，有枕秃及颅骨软化，诊断为佝偻病。给予维生素 D_3 30 万 U 肌内注射后，她突然发生全身抽搐 4 次，每次持续 10~60 s，发作停止后精神如常。查血清总钙浓度为 1.68 mmol/L。

8．她现在抽搐最可能的原因是

A．血清钠降低   B．缺乏维生素 D

C．血清钙减少   D．热性惊厥

E．癫痫发作

9．对她首选的护理措施是

A．使用氧气

B．继续补充维生素 D

C．降低患儿体温

D．在病床两侧加床挡

E．尽快给予葡萄糖酸钙

（编者：张文兰）

第八章 消化系统疾病患儿的护理

第一节 口腔炎患儿的护理

【知识要点】

一、概述

口腔炎是指发生在口腔黏膜的炎症。

病因：白色念珠菌、单纯疱疹病毒、细菌。

二、护理评估

1. 健康史。

2. 临床表现：三种口腔炎的临床特点。

三、治疗要点

1. 控制感染：抗感染药物的合理使用。

2. 对症治疗。

四、主要护理诊断及合作性问题与护理措施

口腔炎患儿的主要护理诊断及合作性问题与护理措施见表 8-1。

表 8-1　口腔炎患儿的主要护理诊断及合作性问题与护理措施

护理诊断/问题	主要护理措施
1. 口腔黏膜改变：与感染有关。	(1) 保持口腔清洁。 (2) 局部涂药。
2. 疼痛：与口腔黏膜炎症有关。	(1) 饮食护理。 (2) 对症治疗。

五、健康教育

1. 讲解口腔炎发生的原因、影响因素以及口腔炎发生后的护理。

2. 养成良好的卫生习惯，纠正吮指、不刷牙等不良习惯，鼓励患儿多饮水，进食后漱口。

3. 培养良好的饮食习惯，避免偏食、挑食，宣传提高机体抵抗力的重要性。

【课前预习】

一、基础复习

1. 真菌、病毒、细菌。
2. 对真菌、病毒、细菌有效的药物。

二、预习目标

疱疹性口腔炎病原体是_____，溃疡性口腔炎病原体是链球菌、金黄色葡萄球菌、肺炎链球菌、绿脓杆菌或大肠杆菌等，鹅口疮病原体是_____。

【课后巩固】

1. 口腔炎患儿多在餐后_____清洁口腔。鹅口疮用_____清洗口腔，溃疡性口腔炎和疱疹性口腔炎用_____或 0.1%依沙吖啶（利凡诺）清洗口腔。
2. 口腔炎患儿的饮食以_____、高蛋白、含丰富维生素的_____流质或半流质饮食为宜，避免摄入_____食物。
3. 生理性流涎发生在_____。
4. 新生儿出生_____内排出胎粪，_____内排完。
5. 胃排空时间：母乳为_____，牛乳为_____。
6. 母乳喂养儿肠内菌以_____为主，人工喂养儿以_____为主。

【综合练习】

A2 型题

1. 患儿 6 个月，患鹅口疮 5 天。其首选的护理诊断问题是
   A．疼痛：与口腔黏膜炎症有关
   B．营养失调：与拒食有关
   C．体温过高：与感染有关
   D．口腔黏膜改变：与感染有关
   E．皮肤完整性受损：与感染有关

2. 下列属于小儿鹅口疮病原体的是
   A．柯萨奇病毒　　B．金黄色葡萄球菌
   C．溶血性链球菌　D．单纯疱疹病毒
   E．白色念珠菌

3. 患儿，男，5 个月，因感染用抗生素治疗 10 天，晨间护理时，护士发现其口腔内有乳凝块样附着物，疑为鹅口疮，可选择清洁口腔的液体为

   A．2% 碳酸氢钠溶液
   B．呋喃西林
   C．3% 过氧化氢溶液
   D．0.1% 依沙吖啶（利凡诺）溶液
   E．生理盐水

4. 患儿，2 岁，肺炎，抗生素治疗 3 周。口腔护理发现黏膜有点状灰白色乳凝块样物质，局部无痛，无全身症状，应考虑为
   A．维生素 A 缺乏　　B．鹅口疮
   C．卡他性口炎　　　D．疱疹性咽峡炎
   E．腮腺炎

5. 患儿，女，3 岁，口腔黏膜有散在或成簇的小水疱，破溃后形成的溃疡面覆盖黄白色膜样渗出物，诊断为疱疹性口腔炎，其病原体是

A．白色念珠菌

B．单纯疱疹病毒 I 型

C．链球菌

D．金黄色葡萄球菌

E．腺病毒

6. 患儿，2 岁。发热、流涎、咽痛，体检发现咽部充血，咽腭弓、悬雍垂有 4 个直径 2 ~

4 mm 的疱疹，周围有红晕，部分破溃成溃疡，心肺正常。最可能的诊断是

A．鹅口疮

B．疱疹性口腔炎

C．溃疡性口腔炎

D．疱疹性咽峡炎

E．咽结合膜热

A3/A4 型题

（1 ~ 2 题共用题干）

2 个月患儿，因腹泻用广谱抗生素治疗 2 周，近 2 天发现其口腔黏膜上有白色凝乳块样物，不易拭去，强行拭去后基底部可见点状疮面。

1. 护士考虑该患儿可能的诊断是

A．鹅口疮　　　　B．疱疹性口腔炎

C．溃疡性口腔炎　　D．舌炎

E．药物性口炎

2. 护士为患儿采取的护理措施哪项是错误的

A．口腔护理前后洗手

B．用 2% 碳酸氢钠溶液清洗口腔

C．最好用 3% 过氧化氢溶液清洗口腔

D．局部涂制霉菌素鱼肝油混悬液

E．清洁口腔或涂药应在餐后 1 h 左右为宜

第二节　腹泻病患儿的护理

【知识要点】

一、概述

小儿腹泻，又称腹泻病，是由多种病原、多种因素引起的，以大便次数增多和大便性状改变为特点的一组临床综合征，严重者可引起脱水和电解质酸碱平衡紊乱。发病年龄以 6 个月 ~ 2 岁多见，夏秋季发病率最高。

病因：易感因素、感染性因素、非感染性因素。

二、护理评估

1. 健康史。

2. 临床表现：

(1) 腹泻分类：三种方法。

(2) 轻型腹泻与重型腹泻的鉴别。

(3) 脱水：脱水的表现、脱水程度和性质的判断。

(4) 代谢性酸中毒：产生的原因和判断。

(5) 低血钾、低血钙、低血镁：产生的原因和判断。

(6) 几种特殊肠炎的临床特点：轮状病毒肠炎、大肠杆菌肠炎、真菌性肠炎、金黄色葡

萄球菌肠炎。

(7) 生理性腹泻的诊断。

三、治疗要点

1. 调整饮食。

2. 纠正水、电解质及酸碱平衡紊乱。

(1) 口服补液：适应证、ORS 液的配制及特点、口服补液的方法、注意事项。

(2) 静脉补液：适应证、儿科补液常用溶液、静脉补液的方法、注意事项。

3. 药物治疗：合理使用抗生素、对症治疗。

四、主要护理诊断及合作性问题与护理措施

腹泻病患儿的主要护理诊断及合作性问题与护理措施见表 8-2。

表 8-2　腹泻病患儿的主要护理诊断及合作性问题与护理措施

护理诊断/问题	主要护理措施
1. 体液不足。	液体疗法。
2. 腹泻。	(1) 调整饮食。(2) 祛除病因。
3. 有皮肤完整性受损的危险。	每次便后用温水清洗臀部并擦干，保持皮肤清洁、干燥，可以涂油保护。

五、健康教育

1. 宣传母乳喂养优点，指导合理喂养，注意饮食卫生。

2. 加强锻炼，增强体质。避免长期滥用抗生素。

【课前预习】

一、基础复习

1. 消化系统的免疫特点。

2. 关于体液的有关知识。

3. 抗生素的相关知识。

二、预习目标

1. 80% 的婴幼儿腹泻由＿＿＿＿＿＿＿＿＿＿感染引起。

2. 引起婴幼儿秋季腹泻的常见病毒是＿＿＿＿＿＿＿＿，夏季常见细菌是＿＿＿＿＿＿＿＿。

3. 代谢性酸中毒的典型表现是：精神不振、口唇＿＿＿＿＿＿＿、呼吸＿＿＿＿＿＿、呼出气体有＿＿＿＿＿＿＿。

【课后巩固】

1. 轻型腹泻与重型腹泻的主要鉴别点是有无＿＿＿＿＿、＿＿＿＿＿紊乱及＿＿＿＿＿症状。

2. 轻度脱水失水量占体重的_____，中度脱水为_____，重度脱水为_____。

3. 等渗性脱水血钠为_____，低渗性脱水血钠为_____，高渗性脱水血钠为_____。

4. _____是秋冬季婴幼儿腹泻的最常见原因，曾被称为秋季腹泻，呈散发或小流行，常见于_____婴幼儿，大于 4 岁者少见，经_____传播，也可通过呼吸道感染而致病；潜伏期 1~3 天，起病急，常伴发热和上呼吸道感染症状，一般无明显感染中毒症状。病初即出现呕吐，随后出现腹泻，大便_____、_____、_____，黄色或淡黄色水样便或蛋花汤样便，无_____味，大便镜检偶有少量_____。

5. 侵袭性大肠埃希菌肠炎可排出痢疾样_____，常伴恶心、呕吐、腹痛和里急后重，可出现严重的全身中毒症状甚至休克。

6. 真菌性肠炎：主要由_____所致，常并发于其他部位的真菌感染，大便次数增多，黄色稀便，泡沫较多带黏液，有时可见_____。大便镜检可见_____和_____，真菌培养阳性。

7. 急性腹泻病程在_____以内，最多见；迁延性腹泻病程在_____；慢性腹泻病程在_____以上。

8. 生理性腹泻的特点：多见于_____的婴儿，外观_____，常见于_____，出生后不久即腹泻，但除大便次数增多外，小儿_____好，不影响_____。_____后，大便逐渐转为正常。

9. 重型腹泻患儿呕吐频繁时，应禁食_____。

10. _____是用于纠正酸中毒的首选药物。

11. 葡萄糖溶液属于_____溶液。

12. 氯化钾溶液需稀释成_____浓度静脉点滴。

13. 2:1 等张溶液的张力_____，用途：_____或_____。

14. 2:3:1 溶液的张力_____，用途：_____。

15. 4:3:2 溶液的张力_____，用途：_____。

16. 1:2 溶液的张力_____，用途：_____。

17. 1:1 溶液的张力_____，用途：_____。

18. 1:3 溶液的张力_____，用途：_____。

19. 口服补液盐的张力_____，用途：_____。

20. 入院第一天补液总量包括补充_____、_____、_____。

21. 累积损失量：轻度脱水约_____，中度脱水约_____，重度脱水约_____。

22. 累积损失量应在_____内补足。重度脱水或有周围循环衰竭者应首先静脉推注或静脉快速滴注_____，于_____静脉输入。

23. 继续损失量和生理需要量在_____后输入_____。

24. 补液过程中出现眼睑水肿表明_____。

25. 输液过程中突然抽搐应考虑_____降低。

【综合练习】

A2 型题

1. 5 个月婴儿，体重 7 kg，有湿疹，出生后不久即开始腹泻，5~7 次/日，进乳良好，精神良好，大便检查未见异常，应考虑为
   A. 婴儿腹泻（轻型）　　B. 迁延性腹泻
   C. 生理性腹泻　　D. 病毒性肠炎
   E. 真菌性肠炎

2. 11 个月婴儿，呕吐、腹泻 4 天，近 12 个小时无尿，体检发现：精神萎靡，意识模糊，呼吸深快，面色苍白，前囟、眼窝极度凹陷，哭时无泪，皮肤弹性极差，脉细弱，四肢厥冷。首先应给予的治疗为
   A. 4:2:3 溶液 50 ml/kg 静脉滴注
   B. 1.4% 碳酸氢钠 40 ml/kg 静推
   C. 2:1 等张含钠液 20 ml/kg 快速静脉滴入
   D. 3:2:1 溶液 40 ml/kg 静脉滴注
   E. 4:3:2 溶液 180 ml/kg 静脉滴注

3. 腹泻脱水患儿补液后排尿，此时输液瓶中尚有不含钾液体 200 ml，此液体中最多可加入 10% 氯化钾多少毫升
   A. 4 ml　　B. 6 ml
   C. 8 ml　　D. 10 ml
   E. 12 ml

4. 患儿，4 岁，体温 37.8 ℃，腹泻 8 次/日，口渴，烦躁不安，皮肤黏膜干燥，查血清钠 140 mmol/L，应考虑脱水性质是
   A. 腹泻伴中度高渗性脱水
   B. 腹泻伴中度低渗性脱水
   C. 腹泻伴中度等渗性脱水
   D. 腹泻轻型伴等渗性脱水
   E. 腹泻轻型伴低渗性脱水

5. 患儿 6 个月，腹泻 2 天，稀便每日 10 次左右，精神尚好，皮肤弹性稍差，轻度眼窝下陷，尿稍少，四肢不凉。其脱水程度是
   A. 轻度脱水　　B. 中度脱水
   C. 重度脱水　　D. 不脱水

6. 8 个月男婴，腹泻 2 天，大便每日 12~15 次，蛋花汤样，精神萎靡，眼泪少，尿少，呼吸快，唇红，血钠 138 mmol/L，皮肤弹性差。诊断为
   A. 轻度等渗脱水，酸中毒
   B. 中度低渗脱水，酸中毒
   C. 重度低渗脱水，酸中毒
   D. 中度等渗脱水，酸中毒
   E. 重度等渗脱水，酸中毒

7. 一脱水患儿表现为烦躁、极度口渴、高热、尿少，应考虑
   A. 低渗性脱水　　B. 高渗性脱水
   C. 等渗性脱水　　D. 低钾血症
   E. 低钙血症

8. 患儿 8 个月，呕吐、腹泻 3 天入院。烦躁、口渴。前囟明显凹陷。口唇黏膜干燥，皮肤弹性较差。尿量明显减少。血清钠 135 mmol/L。第 1 天补液宜用
   A. 2:1 等渗液　　B. 2:3:1 溶液
   C. 4:3:2 溶液　　D. 口服补液盐
   E. 生理盐水

9. 患儿，尿少，口干，皮肤弹性稍差，血压为 11.3/7.7 kPa，呼吸深快，口唇樱红，前囟门凹陷，心音低钝，肺无湿啰音，腹胀，四肢无力，稍凉，血钠 132 mmol/L。可能的诊断是
   A. 重度等渗性脱水，酸中毒，低血钾
   B. 中度高渗性脱水，酸中毒，低血钾
   C. 中度等渗性脱水，酸中毒，低血钾
   D. 重度低渗性脱水，酸中毒，低血钾
   E. 中度低渗性脱水，酸中毒

10. 8 个月婴儿，因重型婴儿腹泻入院，经输液 6 h 后开始排尿。脱水情况有所好转，但又出现精神萎靡，四肢无力，心音低钝，

腹胀。经进一步检查，确诊为低钾血症。在使用氯化钾纠正低钾时，应稀释成何种浓度进行静脉点滴

A．0.8%～1%　　　B．0.4%～0.6%

C．1%～1.5%　　　D．0.2%～0.3%

E．1.5%～3%

A3/A4 型题

（1～2 题共用题干）

患儿，9 个月，呕吐、腹泻 3 天，尿量略少，皮肤弹性稍差，口唇稍干，眼窝轻度凹陷。血清钠浓度为 140 mmol/L。

1. 该患儿脱水程度为

A．重度脱水　　　B．无脱水

C．中度脱水　　　D．极重度脱水

E．轻度脱水

2. 该患儿失水约占其体重的

A．4%　　　　　B．8%

C．10%　　　　D．12%

E．14%

（3～5 题共用题干）

患儿，男，10 个月，平时发育、营养正常，人工喂养。腹泻 3 天，大便 15～20 次/日，蛋花汤样大便，伴低热，偶有呕吐，最近 1 天尿少，已 6 h 无尿。查体：精神极差，眼窝及前囟凹陷，皮肤弹性极差，四肢凉，血压 64/40 mmHg，血清钠 132mmol/L。

3. 该患儿的临床诊断是

A．婴幼儿腹泻：轻型

B．婴幼儿腹泻：重型

C．婴幼儿腹泻

D．消化不良：轻型

E．消化不良：重型

4. 该患儿脱水的程度是

A．轻度脱水　　　B．中度脱水

C．重度脱水　　　D．低渗脱水

E．高渗脱水

5. 该患儿脱水的性质是

A．低渗性脱水　　B．等渗性脱水

C．高渗性脱水　　D．中度脱水

E．重度脱水

（6～7 题共用题干）

1 岁患儿，呕吐、腹泻稀水便 5 天，最近 1 天尿量极少，精神萎靡，前囟及眼窝极度凹陷，皮肤弹性差，四肢发凉，脉细弱，血清钠 125 mmol/L。

6. 请判断该患儿脱水程度与性质

A．中度低渗性脱水

B．重度低渗性脱水

C．中度等渗性脱水

D．重度等渗性脱水

E．中度高渗性脱水

7. 根据患儿脱水程度和性质，应首先补给下列哪种液体

A．2∶1 等张含钠液　B．1/2 张含钠液

C．1/3 张含钠液　　D．1/4 张含钠液

E．2/3 张含钠液

（8～10 题共用题干）

11 个月患儿，因呕吐、腹泻 3 天入院，初步诊断为婴儿腹泻伴等渗脱水。

8. 补充累积损失应选用下列哪种液体

A．1/4 等张含钠液

B．等张含钠液

C．1/5 等张含钠液

D．1/3 等张含钠液

E．1/2 等张含钠液

9. 患儿经输液 6 h 后，脱水情况好转，开始排尿，但又出现精神萎靡，心音低钝，腹胀，肠鸣音减弱，这时应首先考虑为

A．低血钾　　　　B．低血镁

C．低血钙　　　　D．酸中毒未纠正

E．中毒性肠麻痹

10. 如患儿需要补钾，应把氯化钾稀释至何种浓度而后静脉缓慢点滴
   A．0.5%～1.0%　　　　B．0.3%～0.5%
   C．0.2%～0.3%　　　　D．1.0%～1.5%
   E．1.5%～3.0%

（11～13 题共用题干）

患儿，男，1 岁，呕吐、腹泻 2 天。于 12 月 10 日至门诊，就诊前一天发热，体温 38.5 ℃，轻咳，呕吐 2～3 次，次日腹泻，大便呈黄色蛋花汤样，无腥臭味，1 日 7～8 次，大便镜检白细胞 0～2/HP。

11. 最可能的诊断是
   A．黏附性大肠杆菌肠炎
   B．轮状病毒肠炎
   C．真菌性肠炎

   D．产毒性大肠杆菌肠炎
   E．侵袭性大肠杆菌肠炎

12. 下列治疗何者不当
   A．采用微生态调节剂
   B．采用肠黏膜保护剂
   C．采用广谱抗生素
   D．防治脱水与纠正电解质及酸碱平衡
   E．调整饮食，补充微量元素及维生素

13. 最主要的护理问题是
   A．体温过高
   B．腹泻
   C．有感染的危险
   D．皮肤完整性受损
   E．有营养不足的危险

（编者：张文兰）

第九章　呼吸系统疾病患儿的护理

第一节　急性上呼吸道感染患儿的护理

【知识要点】

一、概述

急性上呼吸道感染简称上感，主要指鼻咽部的急性感染，是小儿常见的疾病。

病因：90% 以上由病毒引起，在病毒感染的基础上可继发细菌感染。

二、护理评估

1. 健康史。

2. 临床表现：

(1) 一般类型的上感：局部症状，全身症状，体征。

(2) 两种特殊性上感：疱疹性咽峡炎，咽结合膜热。

(3) 高热惊厥的特点。

3. 并发症。

4. 辅助检查：

(1) 病毒感染：白细胞正常或偏低。

(2) 细菌感染：白细胞增高，中性粒细胞增高。

三、治疗要点

1. 抗感染治疗。

2. 支持治疗及对症治疗。

四、主要护理诊断及合作性问题与护理措施

急性上呼吸道感染患儿的主要护理诊断及合作性问题与护理措施见表 9-1。

表 9-1　急性上呼吸道感染患儿的主要护理诊断及合作性问题与护理措施

护理诊断/问题	主要护理措施
1. 体温过高。	降温。
2. 高热惊厥。	(1) 控制惊厥。(2) 降温。
3. 舒适改变。	(1) 解除鼻塞。(2) 加强口腔护理。

五、健康教育

1. 居室要经常通风，保持室内空气清新。
2. 在集体小儿机构中，应早期隔离患儿；必要时可用食醋熏蒸法消毒。
3. 呼吸道疾病流行期间，避免去人多拥挤的公共场所。
4. 合理饮食起居，保证充足的营养和睡眠。
5. 加强体格锻炼，多进行户外活动。

【课前预习】

一、基础复习

呼吸系统解剖生理特点。

二、预习目标

急性上呼吸道感染 90% 以上由_____引起，也可原发或继发细菌感染，常见_____等。

【课后巩固】

一、名词解释

高热惊厥

二、填空题

1. 呼吸频率：新生儿_____；1 岁以内_____；2～3 岁_____；4～7 岁_____；8～14 岁_____。
2. 新生儿易出现呼吸节律不齐是因为_____发育不完善。
3. 婴幼儿呼吸类型为_____。
4. 婴幼儿鼻泪管较_____，开口部瓣膜_____，上呼吸道感染时易引起_____。
5. 婴幼儿咽鼓管相对_____，呈_____位，故鼻咽部感染时易引起_____。
6. 婴幼儿肺含_____多而含_____相对较少。
7. 婴幼儿胸廓呈_____状，肋骨呈_____位。
8. 小儿肺间质发育旺盛，容易引起_____。
9. 疱疹性咽峡炎，病原体为_____，好发于_____。主要表现为高热、咽痛、咽充血，咽腭弓、悬雍垂、软腭等处可见数个直径约 2～4 mm 的_____，周围有红晕，疱疹破溃后形成小溃疡。病程_____左右。
10. 咽结合膜热，病原体为_____，好发于_____。临床以_____、_____、_____炎为特征，可在集体儿童机构中流行。临床表现为发热、咽痛，一侧或双侧眼结合膜炎及颈部或耳后淋巴结肿大。病程_____周。
11. 急性上呼吸道感染向邻近器官蔓延，引起_____、_____、_____，或向下蔓延引起_____、_____等，以婴幼儿多见。年长儿链球菌感染后可引起＿＿＿＿＿＿＿＿＿＿＿＿、＿＿＿＿＿＿＿＿＿＿＿＿。

12. 患儿鼻塞时呼吸不畅，可在喂乳及临睡前用＿＿＿＿＿＿＿＿＿滴鼻。

【综合练习】

A2 型题

1. 一患儿生后 3 天，发热、鼻塞。体检：T 39.8 ℃，咽部充血，诊断为"上感"。对该患儿的护理措施应首选
   A. 解开过厚衣被散热
   B. 口服退热药物
   C. 用退热栓降温
   D. 用 0.5% 麻黄碱溶液滴鼻
   E. 用 50% 乙醇溶液擦浴

2. 患儿，男，10 个月，因发热、咳嗽、惊厥来院就诊。体检：T39.8 ℃，咽部充血，前囟平。请问该患儿惊厥的原因可能是
   A. 癫痫发作
   B. 高热惊厥

   C. 低钙惊厥
   D. 中毒性脑病
   E. 化脓性脑膜炎

3. 咽结合膜热的病原体是
   A. 腺病毒
   B. 埃可病毒
   C. 冠状病毒
   D. 单纯疱疹病毒
   E. 呼吸道合胞病毒

4. 咽结合膜热的主要临床特点是
   A. 发热
   B. 乏力
   C. 食欲差
   D. 咽部有疱疹
   E. 咽炎结合膜炎

第二节　急性感染性喉炎患儿的护理

【知识要点】

一、概述

急性感染性喉炎为喉部黏膜急性弥漫性炎症，以犬吠样咳嗽、声音嘶哑、喉鸣和吸气性呼吸困难为特征，多发生于冬春季节，婴幼儿多见。

1. 病因：病毒或细菌感染引起。

2. 发病机制：由于小儿喉腔狭小，软骨柔软，黏膜血管丰富，炎症时易充血、水肿而出现发病程度不同的喉梗阻，如处理不当，可造成死亡。

二、护理评估

1. 健康史。

2. 临床表现：

(1) 症状：发热、犬吠样咳嗽、声音嘶哑、吸气性喉鸣和三凹征。

(2) 体征：咽部充血，间接喉镜检查可见喉部及声带充血、水肿。

(3) 喉梗阻的分度：Ⅳ度。

三、治疗要点

1. 保持呼吸道通畅。

2. 控制感染。

3. 肾上腺皮质激素。

4. 对症治疗。

5. 经上述处理后仍严重缺氧或有Ⅲ度以上喉梗阻者，应立即进行气管切开术。

四、主要护理诊断及合作性问题与护理措施

急性感染性喉炎患儿的主要护理诊断及合作性问题与护理措施见表 9-2。

表 9-2　急性感染性喉炎患儿的主要护理诊断及合作性问题与护理措施

护理诊断/问题	主要护理措施
1. 低效性呼吸形态。	改善呼吸功能，保持呼吸道通畅。
2. 有窒息的危险。	预防窒息。

五、健康教育

关心患儿，及时向家长解释病情的发展和可能采取的治疗方案，指导家长正确护理患儿，如加强体格锻炼、适当进行户外活动、定期预防接种。

【课前预习】

一、基础复习

小儿喉部解剖特点。

二、预习目标

急性感染性喉炎的症状是：_____。

【课后巩固】

1. Ⅰ度喉梗阻的临床表现：安静时无_____，活动后出现_____和_____，肺部听诊_____及心率无改变。

2. Ⅱ度喉梗阻的临床表现：安静时有喉鸣和_____，肺部听诊可闻及喉传导音或管状呼吸音，心率_____。

3. Ⅲ度喉梗阻的临床表现：除上述喉梗阻症状外，患儿因缺氧而出现烦躁不安，_____发绀、双眼圆睁、惊恐万状、头面部出汗，肺部呼吸音_____，心率_____，心音低钝。

4. Ⅳ度喉梗阻的临床表现：患儿渐显衰竭，昏睡状态，由于无力呼吸，三凹征可不明显，面色_____，肺部听诊呼吸音_____，仅有气管传导音，心律不齐，心音低钝。

5. Ⅲ度以上喉梗阻者，应立即进行_____。

【综合练习】

A2 型题

1. 患儿，男，2 岁，被诊断为"急性感染性喉炎"，患儿出现喉鸣和吸气性呼吸困难、烦躁不安、口唇发绀、双眼圆睁，头面出汗，肺部呼吸音明显减弱，心音低钝，此患儿的喉梗阻程度为
   - A．Ⅰ度
   - B．Ⅱ度
   - C．Ⅲ度
   - D．Ⅳ度
   - E．Ⅴ度

2. 患儿，女，1 岁，1 天前出现发热，T 37.8 ℃，犬吠样咳嗽、声音嘶哑、烦躁不安、吸气性喉鸣和三凹征，护士采取不正确的措施是
   - A．及时吸氧
   - B．马上药物降温
   - C．烦躁时可用异丙嗪
   - D．肾上腺皮质激素雾化
   - E．随时做好气管切开准备

3. 某患儿于受凉后出现高热、犬吠样咳嗽伴声嘶，查体可见咽部充血，两肺呼吸音清。该患儿的临床表现最可能是
   - A．支气管扩张症
   - B．急性感染性喉炎
   - C．肺脓肿
   - D．急性支气管炎
   - E．肺炎

第三节　急性支气管炎患儿的护理

【知识要点】

一、概述

急性支气管炎是由各种致病原引起的支气管黏膜的急性炎症，因气管常同时受累，故又称为急性气管支气管炎。常继发于上呼吸道感染，或为急性呼吸道传染病（麻疹、百日咳等）的一种临床表现，是小儿常见的呼吸道疾病。

病因：病原体常为各种病毒或细菌，或为混合感染。

二、护理评估

1. 健康史。

2. 临床表现：

(1) 一般支气管炎：症状，体征。

(2) 哮喘性支气管炎的特点。

3. 辅助检查：

胸部 X 线检查：多无异常，或有肺纹理增粗，肺门阴影加深。

三、治疗要点

1. 控制感染。

2. 对症治疗。

四、主要护理诊断及合作性问题与护理措施

急性支气管炎患儿的主要护理诊断及合作性问题与护理措施见表 9-3。

表 9-3　急性支气管炎患儿的主要护理诊断及合作性问题与护理措施

护理诊断/问题	主要护理措施
清理呼吸道无效。	(1) 保持室内空气清新，温度、湿度适宜。 (2) 保证充足的水分及营养的供给。 (3) 拍击背部，指导并鼓励患儿有效咳嗽，以利于排痰。 (4) 卧位时抬高头胸部，经常变换体位。 (5) 必要时行超声雾化吸入，以湿化呼吸道，促进排痰。 (6) 哮喘性支气管炎的患儿遵医嘱使用平喘剂。

五、健康教育

同"急性上呼吸道感染"。

【课前预习】

一、基础复习

平喘剂。

二、预习目标

1. 一般支气管炎的症状主要有＿＿＿＿＿＿＿＿和＿＿＿＿＿＿＿＿。

2. 一般支气管炎的体征有双肺呼吸音粗糙，可有＿＿＿＿＿和＿＿＿＿＿的散在的粗湿啰音。

【课后巩固】

1. 急性支气管炎湿啰音的特点为＿＿＿＿＿＿＿＿＿＿。

2. 婴幼儿可发生一种特殊类型的支气管炎，称为哮喘性支气管炎，临床表现特点为：① 多见于＿＿＿＿＿岁以下，有湿疹或其他过敏史的体胖患儿；② 常继发于上呼吸道感染之后有低或中度发热，一般无中毒症状；③ 肺部可有较多中小水泡音，伴呼气性＿＿＿＿＿，两肺布满哮鸣音及少量的粗湿啰音；④ 有＿＿＿＿＿＿＿＿＿发作倾向，一般随年龄增长而发作渐少，多数于＿＿＿＿＿痊愈，少数患儿于数年后可发展成为＿＿＿＿＿＿＿＿＿。

3. 急性支气管炎胸部 X 线表现无＿＿＿＿＿＿＿＿＿＿或＿＿＿＿＿。

【综合练习】

A2 型题

1. **2 岁小儿，咳嗽 3 天，T38 ℃，双肺有干性及不固定湿啰音，其诊断应首先考虑是**
　A．支气管肺炎　　B．支气管炎
　C．上感　　　　　D．毛细支气管炎
　E．支气管异物

2. **6 月小儿，低热，咳嗽，呼吸急促，喘憋，**

肺部叩诊呈过清音，呼吸音减弱，呼气延
长，发作间歇期两肺可闻及哮鸣音及细湿
啰音。该患者应考虑诊断为

A．支气管肺炎

B．毛细支气管炎

C．急性支气管炎

D．喘息性支气管炎

E．腺病毒性肺炎

第四节　肺炎患儿的护理

【知识要点】

一、概述

肺炎是由不同病原体及其他因素等所引起的肺部炎症，临床上以发热、咳嗽、气促、呼吸困难及肺部固定湿啰音为特征，占我国住院小儿死因的第一位，被卫生部列为小儿重点防治的四病之一（肺炎、腹泻、佝偻病、贫血）。

1. 病因：引起肺炎的病原体主要有病毒［呼吸道合胞病毒（RSV）最多见］、细菌（以肺炎链球菌最多见）、支原体、衣原体、真菌等。

2. 病理生理：缺氧和二氧化碳潴留。

3. 肺炎分类：四种方法。

二、护理评估

1. 健康史。

2. 临床表现：

(1) 轻症肺炎：四大表现。

(2) 重症肺炎：肺炎合并心衰的表现，中毒性脑病的表现，消化系统表现。

(3) 并发症：脓胸、脓气胸、肺大疱。

(4) 几种不同病原体所致肺炎的特点。

3. 辅助检查：

(1) 病原学检查：可作病毒分离或细菌培养以明确病原体；血清冷凝集试验在 50%～70% 的支原体肺炎患儿中可呈阳性。

(2) 胸部 X 线检查：早期肺纹理增粗，以后出现大小不等的斑片状阴影，可融合成片。

三、治疗要点

1. 控制感染。

2. 对症治疗。

3. 并发症的处理。

四、主要护理诊断及合作性问题与护理措施

肺炎患儿的主要护理诊断及合作性问题与护理措施见表9-4。

表 9-4　肺炎患儿的主要护理诊断及合作性问题与护理措施

护理诊断/问题	主要护理措施
1. 清理呼吸道无效。	(1) 保持室内空气清新，温度、湿度适宜。 (2) 保证充足的水分及营养的供给。 (3) 拍击背部，指导并鼓励患儿有效咳嗽，以利于排痰。 (4) 卧位时抬高头胸部，经常变换体位。 (5) 必要时行超声雾化吸入，以湿化呼吸道，促进排痰。 (6) 分泌物过多时应吸痰。
2. 气体交换受损。	1. 遵医嘱使用抗生素治疗肺部炎症，改善通气。 2. 氧疗。
3. 潜在并发症。	预防和观察。

五、健康教育

1. 向患儿家长讲解疾病的有关知识和防护措施，同时让家长了解所用药物名称、剂量、用法及不良反应。

2. 多进行户外活动，及时接种各种疫苗。

3. 指导家长合理喂养。

4. 注意气候变化，避免着凉，一旦上感，及时治疗，以免继发肺炎。

5. 养成良好的卫生习惯，指导患儿不随地吐痰，咳嗽时应用手帕捂住嘴。

【课前预习】

一、基础复习

缺氧和二氧化碳潴留对机体的影响。

二、预习目标

1. 按病程分类：① 急性肺炎，病程在_____以内，② 迁延性肺炎，病程在_____。③ 慢性肺炎，病程在_____以上。

2. 细菌性肺炎的常见致病菌是_____，病毒性肺炎的常见病毒是_____。

3. 轻症支气管肺炎的典型表现为_____、_____、_____，肺部出现较_____的_____、_____湿啰音。

【课后巩固】

1. 肺炎并发心衰的表现：安静状态下呼吸突然加快，> _____次/min；② 安静状态下心率突然增快，> _____次/min；③ 突然极度_____，明显发绀，面色_____；④ 心音_____、奔马律，颈静脉_____；⑤ 肝脏短期内迅速_____；⑥ 少_____或无_____，眼睑或双下肢_____。

2. 肺炎并发中毒性脑病表现为_____、_____、_____。

3. 肺炎并发中毒性肠麻痹表现为_____，_____消失。

4. 肺炎可出现＿＿＿＿＿＿＿＿＿＿＿酸中毒。

5. 金黄色葡萄球菌肺炎易并发＿＿＿＿＿＿＿、＿＿＿＿＿＿＿、＿＿＿＿＿＿＿＿＿。

6. 支气管肺炎，抗生素用药时间应持续到体温正常后＿＿＿＿＿＿＿＿＿。

7. 肺炎患儿宜取＿＿＿＿＿＿＿＿＿体位。

8. 鼻导管给氧，氧流量为＿＿＿＿＿＿＿＿＿，氧浓度＿＿＿＿＿＿＿。

9. 面罩给氧，氧流量＿＿＿＿＿＿＿＿＿，氧浓度＿＿＿＿＿＿＿。

10. 肺炎患儿输液，滴速应控制在＿＿＿＿＿＿＿＿＿＿＿。

11. 如患儿出现哭闹不安、用手抓耳，外耳道有浆液或脓液流出，常提示出现了并发症＿＿＿＿＿＿＿＿＿。

12. 支气管肺炎，胸部 X 线检查可见肺纹理＿＿＿＿＿＿，＿＿＿＿＿＿阴影，以及双肺＿＿＿＿＿＿＿＿＿。

13. 痰液黏稠不易咳出患儿应采取的护理措施是：＿＿＿＿＿＿＿＿＿。

【综合练习】

A2 型题

1. **2 岁小儿，高热、咳嗽伴呼吸急促 1 天入院。入院查体：T 40 ℃，R 64 次/min，心率 182 次/min。精神差，面色苍白，烦躁不安，右肺可闻及较多的细湿啰音，心音低钝，律齐，腹软，肝右肋下 3 cm 可及，脾未及，双下肢轻度水肿。最可能的医疗诊断是**

   A. 心力衰竭

   B. 支气管炎

   C. 大叶性肺炎

   D. 支气管肺炎

   E. 支气管肺炎并心力衰竭

2. **患儿 7 岁，发热，咳嗽、咳痰 6 天。查体：T 38.3 ℃，R 24 次/min，肺部听诊有少量湿啰音。痰液黏稠，不易咳出，对患儿及家长进行健康指导，以下哪项不必要**

   A. 指导吸痰的方法

   B. 介绍本病的原因

   C. 指导有效的咳嗽技巧

   D. 解释超声雾化吸入的作用

   E. 解释祛痰剂的作用

3. **患儿 6 岁。发热、咳嗽 7 天。T 38.1 ℃，R 24 次/min。肺部有少量细湿啰音。痰液黏稠，不易咳出。该患儿的主要护理措施是**

   A. 立即物理降温

   B. 给予适量止咳药

   C. 室内湿度应保持在 40%

   D. 嘱患儿勿进食过饱

   E. 定时雾化吸入、排痰

4. **患儿，3 岁，因肺炎入院。经治疗后症状好转，又突然高热，呼吸困难，右肺叩诊浊音。该患儿可能并发了**

   A. 急性心力衰竭　　B. 呼吸衰竭

   C. 中毒性脑病　　　D. 中毒性心肌炎

   E. 脓胸

5. **患儿，男，8 个月。发热 2 天，体温高达 39～39.8 ℃，咳嗽频繁，呼吸困难，双肺无明显的湿啰音，X 线片示左肺大小不等的片状阴影，白细胞偏低，最可能的诊断是**

   A. 金黄色葡萄球菌肺炎

   B. 呼吸道合胞病毒性肺炎

   C. 肺炎球菌性肺炎

   D. 真菌性肺炎

   E. 腺病毒肺炎

6. 患儿，1岁，因肺炎伴急性心力衰竭须立即进行抢救，首选的药物是

　　A．地高辛口服

　　B．洋地黄肌内注射

　　C．毒毛花苷 K 缓慢静脉滴注

　　D．硝普钠静脉滴注

　　E．酚妥拉明静脉滴注

7. 肺炎患儿出现严重腹胀，肠鸣音消失，大多是由于

　　A．消化功能紊乱　　　B．低钠血症

　　C．中毒性肠麻痹　　　D．低钾血症

A3/A4 型题

（1~2 题共用题干）

11 个月患儿，发热、咳嗽 2 天，以肺炎收入院。入院第 2 天，突然烦躁不安、呼吸急促、发绀。查体：T 38 ℃，R 70 次/min，心率 186 次/min，心音低钝，两肺细湿啰音增多，肝肋下 3.5 cm。

1. 该患儿最可能并发了

　　A．中毒性脑病　　　B．急性呼吸衰竭

　　C．脓气胸　　　　　D．肺大疱

　　E．急性心力衰竭

2. 对该患儿的治疗措施，最关键的是

　　A．大剂量使用镇静剂

　　B．间断吸氧

　　C．使用利尿剂

　　D．使用快速洋地黄制剂

　　E．吸痰清理呼吸道

（3~5 题共用题干）

患儿 11 个月，以发热、咳嗽、气促就诊，体检：T 39.5 ℃，P 150 次/min，R 50 次/min，口周发绀，两肺有细湿啰音，诊断为肺炎。

3. 应对该患儿立即采取的护理措施是

　　A．调节病室的温、湿度

　　B．取舒适的平卧位

　　C．进行雾化吸入

　　D．进行物理降温

　　E．中毒性脑病

8. 肺炎的一般治疗，以下错误的是

　　A．经常变换体位

　　B．及时清除呼吸道分泌物

　　C．尽量少喂水，防止肺水肿

　　D．饮食应易消化，营养丰富

　　E．注意保持室内空气新鲜

9. 支原体肺炎的突出症状是

　　A．发热　　　　　B．咳嗽

　　C．气短　　　　　D．恶心

　　E．休克

　　E．翻身、拍背、吸痰

4. 该患儿入院时，对其家长的健康指导特别重要的是

　　A．介绍肺炎的病因

　　B．指导合理喂养

　　C．说明保持患儿安静的重要性

　　D．示范帮助患儿翻身的操作

　　E．讲解肺炎的预防

5. 患儿住院期间护士应重点观察

　　A．睡眠状况

　　B．进食多少

　　C．大小便次数

　　D．咳嗽频率及轻重

　　E．脉搏、呼吸的改变

（6~7 题共用题干）

6 个月女婴，4 天来咳嗽、发热，T 37.5~38 ℃。出生后牛奶喂养，2 个月来每天加鱼肝油 2 滴，平时多汗。入院查体：体温 37.5 ℃，呼吸 60 次/min，心率 156 次/min，三凹征(+)，两肺散在中小湿啰音，肝肋下 2 cm，有枕秃，按压枕骨有乒乓球感。

6. 此患儿应考虑为

　　A．支气管肺炎

　　B．支气管肺炎、心力衰竭

　　C．支气管肺炎、佝偻病初期

D．支气管肺炎、佝偻病激期

E．支气管肺炎、心力衰竭、佝偻病初期

7. 此患儿首优的护理诊断是

A．气体交换受损

B．体温过高

C．营养失调，低于机体需要量

D．有体液不足的危险

E．有皮肤完整性受损的危险

（8～10 题共用题干）

患儿 5 岁，弛张热、气促、咳嗽有黄痰，突然出现明显的呼吸困难、烦躁、剧烈咳嗽、面色发绀、不能平卧。查体：胸廓饱满，叩诊上方呈鼓音，下方胸廓叩诊呈实音，听诊呼吸音减弱，心率 140 次/min，肝大肋下 2.0 cm。

8. 该患儿最可能的并发症是

A．气胸　　　　　　　B．肺不张

C．脓气胸　　　　　　D．心力衰竭

E．中毒性脑病

9. 引起肺炎最可能的病原体是

A．腺病毒

B．肺炎支原体

C．流感嗜血杆菌

D．呼吸道合胞病毒

E．金黄色葡萄球菌

10. 最紧急的护理措施是

A．吸氧

B．控制输液量

C．减慢输液速度

D．按医嘱用利尿剂

E．配合医生进行胸穿或胸腔闭式引流

（编者：张文兰）

第十章　循环系统疾病患儿的护理

先天性心脏病患儿的护理

【知识要点】

一、概述

先天性心脏病是胎儿时期心脏及大血管发育异常而导致的畸形，是小儿时期最常见的心脏病。

1. 病因：遗传因素，宫内感染，理化因素。
2. 分类：三类。

二、护理评估

1. 健康史。
2. 临床表现：
(1) 房间隔缺损：症状，体征。
(2) 室间隔缺损：症状，体征。
(3) 动脉导管未闭：症状，体征。
(4) 法洛四联症：症状，体征。
(5) 并发症。
3. 辅助检查：① X 线检查；② 超声波检查；③ 心导管检查；④ 血管造影；⑤ 共振成像。

三、治疗要点

1. 内科治疗：使患儿能比较健康地成长，避免出现并发症，安全达到适合手术的年龄。
2. 手术治疗：根治。

四、主要护理诊断及合作性问题与护理措施

先天性心脏病患儿的主要护理诊断及合作性问题与护理措施见表 10-1。

表 10-1　先天性心脏病患儿的主要护理诊断及合作性问题与护理措施

护理诊断/问题	主要护理措施
1. 活动无耐力。	(1) 控制和调整活动量。 (2) 安排合理的生活制度。 (3) 当法洛四联症患儿出现蹲踞时，不要强行拉起，劝其休息。
2. 营养失调。	(1) 给予高蛋白、高维生素、高热量、易消化的食物。 (2) 耐心喂养，少食多餐，避免呛咳。 (3) 注意食物的色、香、味及食物品种的调换，以促进食欲。 (4) 气促明显的患儿，喂奶前可先吸氧。 (5) 改变喂养方法。
3. 潜在并发症。	(1) 减轻心脏负担，避免心力衰竭。 (2) 预防感染。 (3) 法洛四联症患儿应防止发生脑血栓，多饮水。 (4) 观察缺氧发作，一旦发生立即采取膝胸位、吸氧、镇静等措施。

五、健康教育

1. 指导家长合理安排患儿的生活，做到劳逸结合。
2. 指导家长根据患儿的不同年龄做好家庭护理。

【课前预习】

一、基础复习

1. 心脏体格检查。
2. 心脏解剖。

二、预习目标

1. 先天性心脏病简称先心病，是在_____时期_____发育异常所致的先天性畸形，是儿童最常见的心脏病。

2. 根据左、右心及大血管之间有无分流和临床有无青紫，分为三类：_____、_____、_____。

3. 左向右分流型先天性心脏病，肺循环血量_____，体循环血量_____、肺动脉压力_____。

4. 左向右分流型先天性心脏病，当肺动脉高压显著，产生自右向左分流时，出现持续青紫，即称_____。

5. 法洛四联症包括以下 4 种畸形：_____，_____，_____，_____。

【课后巩固】

一、名词解释

肺门舞蹈　　靴形心

二、填空题

1. 妊娠第_____周是心脏胚胎发育的关键时期。

2. 静脉导管_____闭锁，卵圆孔_____闭合，动脉导管80%婴儿生后_____、95%婴儿于生后_____形成解剖上的关闭。

3. 正常小于2岁的婴幼儿心脏多呈_____，心尖搏动位于_____。

4. 新生儿收缩压平均为_____，1岁时为_____。2岁以后收缩压可按公式计算：收缩压=_____，舒张压为收缩压的_____。收缩压高于此标准_____为高血压，低于此标准_____为低血压。

5. 体循环血流量减少，患儿出现生长_____、活动后_____、_____和_____等，肺循环血量增多，出现_____。

6. 室间隔缺损听诊：胸骨左缘_____肋间可闻及_____期粗糙杂音。

7. 房间隔缺损听诊：胸骨左缘第_____肋间有Ⅱ～Ⅲ级喷射性_____期杂音，特征性的听诊为肺动脉区第二心音_____和_____。

8. 动脉导管未闭体征：胸骨左缘第_____肋间可闻及Ⅱ～Ⅳ级粗糙响亮的_____杂音。可出现周围血管征，如_____、_____。有显著肺动脉高压时出现_____青紫。

9. 左向右分流型先心病患儿可出现_____、_____、_____等并发症。

10. 法洛四联症的症状有＿＿＿＿＿＿＿、＿＿＿＿＿＿＿、＿＿＿＿＿＿＿、＿＿＿＿＿＿＿。

11. 法洛四联症患儿的胸骨左缘第＿＿＿＿肋间可闻及Ⅱ～Ⅲ级粗糙喷射性＿＿＿＿期杂音，其响度取决于＿＿＿＿＿＿，肺动脉第二心音＿＿＿＿＿＿。

12. 法洛四联症的并发症有＿＿＿＿＿＿＿、＿＿＿＿＿＿＿、＿＿＿＿＿＿＿。

13. 房室增大：室间隔缺损，＿＿＿＿＿、＿＿＿＿＿增大；房间隔缺损，＿＿＿＿＿、＿＿＿＿＿增大；动脉导管未闭，＿＿＿＿、＿＿＿＿增大；法洛四联症，＿＿＿＿＿大，心影呈＿＿＿＿。

14. 室间隔缺损、房间隔缺损、动脉导管未闭，肺动脉段＿＿＿＿＿，肺野＿＿＿＿＿，肺门舞蹈＿＿＿＿；法洛四联症，肺动脉段＿＿＿＿，肺野＿＿＿＿，肺门舞蹈＿＿＿＿。

15. 注意按气温改变及时加减衣物，避免受凉引起＿＿＿＿＿＿。注意保护性＿＿＿＿，以免交叉感染。做小手术时，给予＿＿＿＿预防感染，防止发生＿＿＿＿＿＿。一旦发生感染应积极治疗。

16. 法洛四联症患儿的血液＿＿＿＿＿＿高，应供给充足的＿＿＿＿＿＿＿＿＿。

17. 法洛四联症患儿应避免＿＿＿＿＿＿＿、＿＿＿＿＿＿＿和＿＿＿＿＿＿＿等，预防＿＿＿＿＿＿。一旦发生，应立即将患儿置于＿＿＿＿＿＿，同时＿＿＿＿＿＿＿，并遵医嘱给予＿＿＿＿或＿＿＿＿＿＿药物。

【综合练习】

A2 型题

1. 5岁患儿，2岁内多次患肺炎，平时乏力，活动后气促，体检：胸骨左缘第 3、4 肋间可闻及Ⅳ级收缩期杂音，肺动脉第二心音亢进，X 线胸透，肺纹理增粗，左室、右室大，肺动脉段突出、主动脉弓较小。可能的诊断为
   A. 房间隔缺损 B. 室间隔缺损
   C. 动脉导管未闭 D. 法洛四联症
   E. 肺动脉狭窄

2. 4岁患儿，经常发生呼吸道感染，活动后气促，体检：胸骨左缘上方闻及连续性杂音。血压 12.3/5.33 kPa(92/40 mmHg)，可闻及股动脉枪击音，可能诊断为
   A. 房间隔缺损 B. 室间隔缺损
   C. 动脉导管未闭 D. 法洛四联症
   E. 右位心

3. 4岁女孩，出生后 2 个月时患肺炎，出现青紫，以后经常出现青紫，吃奶或哭闹后青紫加重。体检：发育落后、口唇及肢端发绀，胸骨左缘第 3 肋间可闻及Ⅱ级收缩期

杂音伴有震颤，肺动脉第二心音小于主动脉第二心音。胸部 X 线片示两肺清晰，主动脉弓增大，肺动脉段略凹，心尖上翘，心外形不大。可能的诊断为
   A. 房间隔缺损 B. 室间隔缺损
   C. 动脉导管未闭 D. 法洛四联症
   E. 肺动脉狭窄

4. 患儿 8 个月，诊断为法洛四联症，在一次哭闹后出现呼吸困难，随即晕厥，发生抽搐，此现象的最大可能是
   A. 呼吸衰竭
   B. 心力衰竭
   C. 循环衰竭
   D. 暂时性肺动脉阻塞，使脑缺氧加重
   E. 因血液黏稠而发生肺栓塞

5. 患儿，3岁。自 1 岁时出现活动后气促、乏力，常喜下蹲位，发绀，胸骨左缘 2～4 肋间闻及Ⅲ级收缩期杂音，可见杵状指，首先考虑
   A. 房间隔缺损 B. 动脉导管未闭

C．法洛四联症　　D．室间隔缺损

E．右位心

6. 患儿 5 岁，自幼口唇发绀，生长发育落后，活动后喜蹲踞。今晨突然发生意识障碍，惊厥，可能发生了

A3/A4 型题

（1～3 题共用题干）

患儿，女，3 岁，出生后即发现心脏有杂音，婴儿期喂养困难，易疲乏。经常咳嗽，每年冬天患肺炎。查体：生长发育落后，心前区隆起，心界向左下扩大，心率 160 次/min，胸骨左缘第 3～4 肋间有Ⅵ级粗糙收缩期杂音，P₂亢进。

1. 该患儿最可能的诊断是

A．房间隔缺损　　B．室间隔缺损

C．动脉导管未闭　D．法洛四联症

E．肺动脉狭窄

2. 该患儿最首优的护理诊断是

A．气体交换受损

B．清理呼吸道无效

C．潜在的并发症：心力衰竭

D．活动无耐力

E．营养失调

3. 该患儿的治疗最终要采取

A．内科保守治疗

B．发病时内科用药

C．中医中药治疗

D．近期手术根治

E．成年后手术治疗

（4～6 题共用题干）

3 个月患儿，消瘦，多汗，气短，因"肺炎"住院治疗，体检中发现有心脏杂音，经 X 线、超声心动图等检查诊断为"室间隔缺损"。

4. 该患儿属下列哪一型先天性心脏病

A．右向左分流型　B．左向右分流型

C．无分流型　　　D．青紫型

A．颅内出血

B．化脓性脑膜炎

C．高血压脑病

D．低血糖

E．法洛四联症脑缺氧发作

E．以上都不是

5. 此类心脏病易并发下列哪种疾病

A．支气管肺炎

B．心力衰竭

C．亚急性细菌性心内膜炎

D．上呼吸道感染

E．以上都是

6. 下列不符合室间隔缺损的说法是

A．可闻及胸骨左缘 3～4 肋间收缩期杂音

B．杵状指

C．小型缺损能自然关闭

D．护理中应避免过度激动和剧烈哭闹

E．常发生心力衰竭

（7～8 题共用题干）

患儿，女，3 岁，自幼青紫。最近 2 天发热、咳嗽，今晨哭闹后突然出现抽搐入院。体温 37.8℃，咽部充血，心前区隆起，胸骨左缘闻及心杂音，双肺无干湿啰音，指(趾)端发绀明显，胸部 X 线检查，肺段凹陷，肺心血影缩小，肺野透亮度增加，呈网状肺纹理"靴形"心。

7. 该患儿可能患的先天性心脏病是

A．房间隔缺损　　B．室间隔缺损

C．动脉导管未闭　D．法洛四联症

E．肺动脉狭窄

8. 目前该患儿应取的体位是

A．卧位　　　　　B．抬高头肩部卧位

C．平卧位　　　　D．胸膝卧位

E．屈曲右侧卧位

（编者：郑文联）

第十一章　造血系统疾病患儿的护理

第一节　营养性缺铁性贫血患儿的护理

【知识要点】

一、概述

营养性缺铁性贫血是由于体内铁缺乏导致血红蛋白减少而引起的一种小细胞低色素性贫血，多见于 6 个月至 2 岁婴幼儿。

1. 病因：铁摄入不足，铁丢失过多，铁储存不足。

2. 发病机制：铁是合成血红蛋白的原料之一，缺乏时可使血红蛋白合成减少，对红细胞影响较小；缺铁可使肌红蛋白合成减少，某些含铁酶活性降低，故缺铁时可造成细胞功能紊乱，产生非造血系统的表现。

二、护理评估

1. 健康史。

2. 临床表现：

(1) 一般表现：皮肤黏膜苍白。

(2) 骨髓外造血表现：表现为肝、脾、淋巴结增大。

(3) 非造血系统表现：消化系统，神经系统，心血管系统，免疫系统。

3. 辅助检查：

(1) 血象：Hb 较 RBC 减少明显，呈小细胞低色素性贫血。

(2) 铁代谢检查：血清铁下降，总铁结合力增高，血清铁蛋白下降。

三、治疗要点

1. 去除病因。

2. 铁剂治疗。

四、主要护理诊断及合作性问题与护理措施

营养性缺铁性贫血患儿的主要护理诊断及合作性问题与护理措施见表 11-1。

表 11-1　营养性缺铁性贫血患儿的主要护理诊断及合作性问题与护理措施

护理诊断/问题	主要护理措施
1. 营养失调。	(1) 口服补铁。(2) 注射补铁。
2. 活动无耐力。	适当安排休息和活动。
3. 有感染的危险。	预防感染。

五、健康教育

1. 孕妇及哺乳期妇女多吃含铁丰富的食物。
2. 提倡母乳喂养，早产儿从 2 个月开始，足月儿从 4 个月开始及时添加含铁丰富的辅食。
3. 年长儿防止偏食。

【课前预习】

一、基础复习

1. 铁的生理作用。
2. 血红蛋白的合成。

二、预习目标

1. 营养性缺铁性贫血是由于体内铁缺乏所致＿＿＿＿＿＿＿减少而引起的一种＿＿＿＿＿＿＿＿＿＿＿贫血。为儿童贫血中最常见的类型，好发于＿＿＿＿＿＿＿＿的儿童，是我国重点防治的儿童疾病之一。

2. ＿＿＿＿＿＿＿＿是缺铁性贫血的主要原因。

【课后巩固】

1. 胚胎期造血分为＿＿＿＿＿＿＿造血期、＿＿＿＿＿＿＿造血期、＿＿＿＿＿＿＿造血期。

2. 当婴幼儿发生贫血，造血需要增加时，肝、脾和淋巴结可随时适应需要，恢复到胎儿时的造血状态参与造血。临床上出现＿＿＿＿＿＿、＿＿＿＿＿＿、＿＿＿＿＿＿肿大，同时外周血中可出现＿＿＿＿＿＿红细胞或（和）＿＿＿＿＿＿中性粒细胞。这是儿童造血器官的一种特殊反应，称为＿＿＿＿＿＿＿＿＿＿＿＿＿。

3. ＿＿＿＿＿＿＿＿＿时红细胞数降至＿＿＿＿＿＿＿＿、血红蛋白量降至＿＿＿＿＿＿＿＿，出现轻度贫血，称为＿＿＿＿＿＿＿＿。

4. 中性粒细胞与淋巴细胞比例，出生后＿＿＿＿＿＿＿＿、＿＿＿＿＿＿＿＿时相等。

5. Hb 在新生儿期＿＿＿＿＿＿＿，1～4 个月时＿＿＿＿＿＿＿，4～6 个月时＿＿＿＿＿＿＿，6～59 个月时＿＿＿＿＿＿＿，5～11 岁时＿＿＿＿＿＿＿，12～14 岁时＿＿＿＿＿＿＿者为贫血。

6. 新生儿血红蛋白量，轻度＿＿＿＿＿＿，中度＿＿＿＿＿＿，重度＿＿＿＿＿＿，极重度＿＿＿＿＿＿。

7. 儿童血红蛋白量，轻度＿＿＿＿＿＿，中度＿＿＿＿＿＿，重度＿＿＿＿＿＿，极重度＿＿＿＿＿＿。

8. 营养性缺铁性贫血的临床表现：贫血表现皮肤黏膜逐渐变＿＿＿＿＿＿，易疲乏，不喜活动，体重不增或增长速度缓慢。年长儿伴有＿＿＿＿＿＿＿、＿＿＿＿＿＿＿、＿＿＿＿＿＿＿。

髓外造血表现：肝、脾可呈轻度＿＿＿＿＿＿。消化系统表现：食欲＿＿＿＿＿，呕吐、腹泻、异食癖、口腔炎、舌炎或舌乳头萎缩。神经系统表现：烦躁不安，易激惹或精神不振，年长儿注意力＿＿＿＿＿＿，记忆力＿＿＿＿＿＿，学习成绩下降，智力多较同龄儿低。心血管系统表现：严重贫血时心率＿＿＿＿＿＿、心脏＿＿＿＿＿＿，重者可发生＿＿＿＿＿＿＿＿＿。

9. 营养性缺铁性贫血，＿＿＿＿＿＿、＿＿＿＿＿＿＿均下降，＿＿＿＿＿＿＿下降更明显，呈＿＿＿＿＿＿＿＿贫血；红细胞大小不等，以＿＿＿＿＿为多，＿＿＿＿＿＿＿扩大；网织红细胞＿＿＿＿＿＿＿。

10. 铁代谢的检查：_____、_____、_____降低，_____、_____增高。

11. _____是治疗缺铁性贫血的特效药，一般在血红蛋白达正常水平后继续服用_____。

12. _____、_____能促进铁的吸收，_____、_____、_____、_____、_____、_____能抑制铁的吸收。鲜牛奶必须_____处理后喂养婴儿，以减少因过敏而致肠出血。

13. 早产儿和低体重儿自_____足月儿自_____给予铁剂预防缺铁。

14. 口服铁剂可导致_____反应，为减少胃肠道的刺激，有利于铁的吸收，宜从_____开始，在_____之间服用。液体铁剂可使牙齿_____，可用_____或_____服之。服用铁剂后，大便会_____或_____，停药后_____。

15. 注射铁剂为防止硬结、静脉痉挛、静脉炎，应_____注射，每次更换_____，减少局部刺激；注射铁剂可引起过敏反应，如_____、_____、_____、_____，甚至过敏性休克。

16. 观察疗效：服用铁剂后，_____临床症状好转，烦躁减轻，食欲增加；_____网织红细胞开始升高，_____达高峰，以后逐渐下降，_____降至正常。_____血红蛋白开始上升，一般_____达正常。

【综合练习】

A2 型题

1. 患儿，男，60 天，出生时体重 3 000 g，生后用婴儿奶粉喂养，食欲佳，目前检查血红蛋白 110 g/L，红细胞数 3.0×10^{12}/L。护士考虑该患儿是
   A. 生理性贫血
   B. 营养性巨幼红细胞性贫血
   C. 营养性缺铁性贫血
   D. 再生障碍性贫血
   E. 珠蛋白生成障碍性贫血

2. 患儿，男，10 个月。生后一直用奶粉喂养，未加辅食，体检：营养差，皮肤、黏膜苍白，化验：血红蛋白 60 g/L，红细胞 2.0×10^{12}/L，该患儿确诊为营养性缺铁性贫血，导致该患儿缺铁的主要原因是
   A. 铁丢失过多
   B. 铁吸收、利用障碍
   C. 铁摄入不足

   D. 生长发育快
   E. 铁储存不足

3. 患儿，男，10 个月，采取牛乳喂养，未加辅食，因皮肤、黏膜苍白就诊，诊断为缺铁性贫血，护士对家长健康指导最重要的是
   A. 防止外伤
   B. 预防患儿感染
   C. 预防心力衰竭
   D. 限制患儿活动
   E. 为患儿补充含铁辅食

4. 患儿，女，胎龄 34 周早产儿，家长来儿保门诊咨询应何时开始给予铁剂以预防缺铁性贫血，护士回答正确的是
   A. 生后 2 周　　　B. 生后 1 个月
   C. 生后 2 个月　　D. 生后 3 个月
   E. 生后 4 个月

A3/A4 型题

（1～2 题共用题干）

患儿，男，7 个月。因"间断腹泻 2 个月，厌食 1 个月"入院，查体患儿神志清楚，精神反应差，皮肤黏膜苍白。血常规：血红蛋白 55 g/L，红细胞 1.8×10^{12}/L。

1. 根据病情，护士考虑该患儿为

　A．生理性贫血

　B．营养性缺铁性贫血

　C．营养性巨幼红细胞性贫血

　D．再生障碍性贫血

　E．珠蛋白生成障碍性贫血

2. 护士告诉家长该患儿的贫血程度是

　A．轻度贫血　　　B．中度贫血

　C．重度贫血　　　D．极重度贫血

　E．无贫血

（3～5 题共用题干）

患儿，男，58 天。34 周早产，出生体重 2 100 g，生后用婴儿奶粉喂养，食欲佳，目前检查血红蛋白 100 g/L，红细胞数 2.8×10^{12}/L。

3. 护士考虑该患儿是

　A．生理性贫血

　B．再生障碍性贫血

　C．营养性巨幼红细胞性贫血

　D．营养性缺铁性贫血

　E．珠蛋白生成障碍性贫血

4. 护士指导家长对该婴儿补充铁剂的时间是

　A．出生后即给

　B．出生后 2 周

　C．出生后 1 个月

　D．出生后 2 个月

　E．出生后 6 个月

5. 护士对家长进行铁剂的用药指导中错误的是

　A．在饭前服用

　B．应从小剂量服用

　C．长期服用可致铁中毒

　D．可与维生素 C 同时服用

　E．铁剂补充至 Hb 正常后 2 个月左右停药

第二节　营养性巨幼红细胞性贫血患儿的护理

【知识要点】

一、概述

1. 营养性巨幼红细胞性贫血是由于缺乏维生素 B_{12} 或（和）叶酸而引起的一种大细胞性贫血。本病多见于 2 岁以下婴幼儿。

2. 病因：摄入不足，需要量增加，吸收、转运障碍，药物影响。

二、护理评估

1. 健康史。

2. 临床表现：

(1) 一般贫血表现：皮肤、面色苍黄，虚胖，毛发稀疏。

(2) 神经、精神症状：患儿反应迟钝、面无表情，少哭少笑，智能发育及动作发育落后，可出现倒退现象。还可出现肢体、头部或全身震颤甚至抽搐。

3. 辅助检查:

(1) 血常规:RBC 减少较 Hb 减少明显,呈大细胞性贫血。

(2) 骨髓象:增生明显活跃,以红细胞系增生为主。

(3) 血清维生素 B_{12} 和叶酸降低。

三、治疗要点

1. 补充维生素 B_{12} 和叶酸是治疗的关键。

2. 去除病因。

四、主要护理诊断及合作性问题与护理措施

营养性巨幼红细胞性贫血患儿的主要护理诊断及合作性问题与护理措施见表 11-2。

表 11-2　营养性巨幼红细胞性贫血患儿的主要护理诊断及合作性问题与护理措施

护理诊断/问题	主要护理措施
1. 营养失调。	给予维生素 B_{12} 和叶酸。
2. 活动无耐力。	适当安排休息和活动。
3. 受伤的危险。	防止患儿受伤。

五、健康教育

1. 向家长进行营养、喂养及护理知识宣教,婴儿应及时添加辅食,羊奶喂养者应添加叶酸。

2. 积极治疗影响维生素 B_{12} 和叶酸吸收、代谢障碍的疾病。

3. 对智力和运动发育落后甚至出现倒退现象的患儿,多给予触摸、爱抚,同时进行相应的感觉统合训练,促进智能和体能的发育。

【课前预习】

一、基础复习

1. 维生素 B_{12} 和叶酸的作用。

2. DNA 的合成。

二、预习目标

营养性巨幼红细胞性贫血是由于缺乏_____和_____所引起的一种大细胞性贫血。

【课后巩固】

1. 营养性巨幼红细胞性贫血发病以_____多见,起病缓慢。一般表现 虚胖,可伴有轻度水肿,毛发纤细、稀、黄。贫血表现:皮肤_____,结膜、口唇、指甲_____,乏力,常伴有肝、脾_____。神经精神症状:维生素 B_{12} 缺乏,表现为患儿表情呆滞、嗜睡、反应迟钝、少哭不笑,智力及动作发育_____,甚至会有_____现象;严重的患儿可

见_____，甚至抽搐、共济失调、踝阵挛以及感觉异常。消化道症状有：厌食、恶心、呕吐、腹泻、舌炎、口腔及舌下溃疡等表现。

2. 营养性巨幼红细胞性贫血外周血象_____和_____均降低，_____下降更明显，呈_____贫血，红细胞胞体_____，中心淡染区不明显，可见巨幼样变的有核红细胞，中性粒细胞有分叶过多现象。

3. 血清维生素 B_{12} 和叶酸测定，血清维生素 B_{12} _____，叶酸_____。

4. 有精神神经症状的患儿，应以_____治疗为主，若单用叶酸有加重症状的可能。口服叶酸的同时口服_____，有助于叶酸的吸收。

5. 维生素 B_{12} 治疗后，_____骨髓中的巨幼红细胞可转为正常幼红细胞；_____后精神症状好转；网织红细胞于_____后开始升高，_____达高峰，_____后降至正常。

6. 叶酸：治疗后_____食欲好转，骨髓内巨幼红细胞转为正常；网织红细胞于_____后增加，_____达高峰；_____红细胞和血红蛋白恢复正常。

【综合练习】

A2 型题

1. **8 个月小儿，面黄来诊，自幼母乳喂养，未加辅食，初诊为营养性巨幼红细胞性贫血。下述哪项治疗最重要**
   A. 增加辅助食品
   B. 口服铁剂
   C. 给予维生素 B_{12} 和叶酸
   D. 口服维生素 C
   E. 输血

2. 患儿面色蜡黄，手有震颤，血红细胞 $2.5 \times 10^{12}/L$，血红蛋白 90 g/L，血片中红细胞大小不等，以大红细胞为多，首先考虑
   A. 营养性缺铁性贫血
   B. 营养性混合性贫血
   C. 营养性巨幼红细胞性贫血
   D. 溶血性贫血
   E. 生理性贫血

3. 女孩，13 个月，生后曾有发绀、窒息，经急救处理后好转，患儿 2～4 个月时测得智力发育正常，母乳喂养，一直未添加辅食，近 2 个月来患儿面色苍白，表情呆滞，智力发育呈倒退现象，四肢轻度颤抖，查：血红蛋白 89 g/L，为明确诊断病因，应再做哪项辅助检查
   A. 血常规
   B. 骨髓象
   C. 血清叶酸、维生素 B_{12} 测定
   D. 血涂片
   E. 以上均不是

A3/A4 型题

（1～3 题共用题干）

患儿 8 个月，单纯母乳喂养，从未加辅食。近来面色蜡黄，表情呆滞，色面光滑，有轻微震颤，肝肋下 4 cm，血常规检查红细胞 $2 \times 10^{12}/L$，血红蛋白 90 g/L，血清维生素 B_{12} 降低。

1. **该患儿可能发生的疾病是**
   A. 营养性缺铁性贫血
   B. 营养性巨幼红细胞性贫血
   C. 生理性贫血
   D. 溶血性贫血
   E. 营养性混合性贫血

2. 无助于该患儿疾病康复的食物是

　　A．肉类　　　B．蛋类

　　C．乳类　　　D．新鲜绿叶蔬菜

　　E．动物内脏

3. 预防该疾病应强调

　　A．预防感染

　　B．多晒太阳

　　C．按时添加辅食

　　D．加强体格锻炼

　　E．培养良好的饮食习惯

（4～5题共用题干）

　　1岁患儿，母乳喂养，未加辅食，约2个月前发现患儿活动少，不哭、不笑，面色蜡黄，表情呆滞，手及下肢颤抖。检查发现肝、脾增大，血红细胞 $1 \times 10^{12}/L$，血红蛋白 50 g/L。

4. 该患儿可能为

　　A．轻度贫血

　　B．中度贫血

　　C．重度贫血

　　D．极重度贫血

　　E．溶血性贫血

5. 对该患儿下列处理哪项是错误的

　　A．主要用铁剂治疗

　　B．预防交叉感染

　　C．主要用维生素 B_{12} 治疗

　　D．必要时可少量输血

　　E．可同时服维生素 C

（编者：郑文联）

第十二章 泌尿系统疾病患儿的护理

第一节 急性肾小球肾炎患儿的护理

【知识要点】

一、概述

急性肾小球肾炎简称急性肾炎，是一组不同病因所致的感染后免疫反应引起的急性弥漫性肾小球炎性病变，其主要临床表现为水肿、血尿、少尿和高血压。

1. 病因：本病主要是由 A 组 β 溶血性链球菌感染后引起的免疫复合物性肾炎。

2. 发病机制：β 溶血性链球菌感染→免疫反应→造成肾小球免疫损伤和炎症→引起肾小球基底膜断裂、肾小球滤过率下降→形成肾小球肾炎临床症状。

二、护理评估

1. 健康史：90% 有前驱感染，常在呼吸道和皮肤感染后 1~4 周发病。

2. 临床表现：

(1) 水肿：呈非凹陷性。

(2) 少尿或无尿。

(3) 血尿：镜下血尿，肉眼血尿(酸性尿呈茶色、烟灰水样，中性或偏碱性尿呈洗肉水样)。

(4) 高血压。

(5) 严重表现：严重循环充血，高血压脑病，急性肾衰竭。

3. 辅助检查：

(1) 尿常规：镜检除大量红细胞外，尿蛋白在 (+)~(+++) 之间，可有各种细胞管型。

(2) 血液检查：常有轻、中度贫血；血肌酐、尿素氮可出现增高，内生肌酐清除率下降。

(3) 免疫学检查：抗链球菌溶血素(ASO)滴度增高，补体 C_3 下降。

(4) 多数有血沉轻度增快。

三、治疗要点

该病为自限性疾病，无特殊治疗方法，以卧床和对症处理为主。

四、主要护理诊断及合作性问题与护理措施

急性肾小球肾炎患儿的主要护理诊断及合作性问题与护理措施见表 12-1。

表 12-1　急性肾小球肾炎患儿的主要护理诊断及合作性问题与护理措施

护理诊断/问题	主要护理措施
1. 体液过多。	1. 休息。2. 限制盐和水的摄入。3. 加强水钠排泄。
2. 活动无耐力。	限制活动。
3. 潜在并发症。	预防、观察、处理并发症。

五、健康教育

1. 预防链球菌感染。
2. 向家长强调休息的重要性，尤其是发病的前 2 周。

【课前预习】

一、基础复习

1. A 组 β 溶血性链球菌。
2. 免疫复合物。

二、预习目标

急性肾小球肾炎简称急性肾炎，是一组不同_____感染后所致的_____，造成急性弥漫性肾小球损害的疾病。多见于_____儿童。

【课后巩固】

1. _____儿童腹部触诊时容易触到肾。

2. 新生女婴尿道长_____，而且尿道外口靠近肛门，易受污染引起_____。男婴尿道长_____，但常有包茎，易发生污垢积聚，亦可引起_____。

3. 儿童肾功能在_____接近成人。

4. 每日正常尿量，婴儿_____，幼儿_____，学龄前儿童_____，学龄期儿童_____。

5. 少尿：婴幼儿_____，学龄前儿童_____，学龄期儿童_____。

6. 无尿：_____。

7. 新生儿出生最初几天尿液颜色较深，稍混浊，放置后有_____，为_____。婴幼儿尿液在_____季节放置后可有盐类结晶析出，呈_____，属_____现象。

8. 正常儿童蛋白定性为_____。尿沉渣检查：正常情况下，红细胞_____，白细胞_____，管型_____。12 h 尿沉渣计数（Addis 计数）：红细胞_____，白细胞_____，管型_____。

9. 链球菌感染后肾炎大多数是_____急性感染后引起的免疫复合物型肾小球肾炎，以_____感染最常见，其次是_____。

10. 链球菌感染后肾炎发病前_____有_____感染史。一般呼吸道感染所致者从感染到肾炎发病约_____，皮肤感染所致者从感染到肾炎发病间隔时间稍长，约_____。

11. 链球菌感染后肾炎的典型表现：① _____，为最常见和最早出现的症状，呈_____；②_____减少；③_____，肉眼血尿，酸性尿时呈_____，中性或碱性尿时呈_____。镜下血尿持续_____。_____血尿可暂时加剧。④_____。

12．链球菌感染后肾炎患儿在起病的 1～2 周内（尤其是第 1 周），可出现下列严重表现而危及生命：①_____，轻者患儿出现呼吸急促和肺部湿啰音，严重者出现呼吸困难、端坐呼吸、频繁咳嗽、咯粉红色泡沫痰、双肺满布湿啰音、颈静脉怒张、心脏扩大甚至出现奔马律、肝肿大而硬、水肿加剧等，危重病例可因急性肺水肿于数小时内死亡；②_____，患儿出现剧烈头痛、呕吐、复视或一过性失明，甚至惊厥、昏迷等；③_____，病初出现严重少尿或无尿，引起暂时性氮质血症、代谢性酸中毒及电解质紊乱等，若出现高钾血症有导致心搏骤停的危险。

13．链球菌感染后肾炎的尿液检查：尿沉渣镜检可见较多_____，早期可见_____，有透明、颗粒、红细胞等多种_____。尿蛋白_____，与血尿的程度平行。

14．链球菌感染后肾炎的血液检查：血沉_____，补体 C_3 _____，血清抗链球菌溶血素"O"（ASO）_____。少尿期有氮质血症，_____、_____暂时升高。

15．链球菌感染后肾炎无_____治疗方法，主要是_____、_____及_____、_____。有高血压脑病者首选_____。抗感染药常用_____，主要是清除_____。

16．链球菌感染后肾炎体液过多与肾小球滤过率下降致_____、_____潴留有关。

17．链球菌感染后肾炎少尿、水肿、患高血压期间，食盐以每天_____为宜，水的摄入量以_____计算。

18．链球菌感染后肾炎早期要_____饮食，供给____糖、____维生素、____脂肪，对少尿或无尿、存在氮质血症的患儿应控制_____入量，同时限制含_____多的食物。尿量_____、水肿_____、血压_____后逐渐过渡到_____饮食。

19．链球菌感染后肾炎起病时_____卧床休息。水肿_____、血压_____、肉眼血尿_____后可下床轻微活动或户外散步。_____正常后可上学，但应避免重体力活动。_____正常后可恢复正常活动。

20．链球菌感染后肾炎的出院指导：强调出院后要按要求限制_____，_____到医院查尿常规 1 次，病程_____后改为_____1 次，随访时间为_____。强调预防本病的关键是防治_____感染。

【综合练习】

A2 型题

1. 5 岁男孩，3 周前患脓疱病，4 日来眼睑水肿、尿少，有肉眼血尿，血压 20/14.7 kPa（150/110 mmHg），应考虑的疾病是

　A．急性肾炎　　　　　B．急进性肾炎

　C．炎性肾病　　　　　D．慢性肾炎

　E．良性再发性血尿

2. 某患儿因急性肾炎治疗休息 3 个月，请问此患儿上学的标准是

A．水肿消失

B．血压正常

C．肉眼血尿消失

D．血沉正常

E．镜检尿沉渣红细胞 15 个/HP

3. 患儿 7 岁，2 周前曾患猩红热，近 2 天眼睑水肿。测血压 16.0/10.7 kPa (120/80 mmHg)，尿常规：尿蛋白(++)，红细胞 5~8 个/HP，目前水肿明显、尿量 200 ml/日。护理时应特别警惕发生

A．钠水潴留

B．高血压脑病

C．中毒性脑病

D．急性肾功能不全

E．严重循环充血及心衰

4. 8 岁男孩因水肿入院。尿蛋白(++)，血压 16/11 kPa。头痛，头晕，初诊为急性肾小球肾炎。下述哪项处理最重要

A．记录出入液量

B．肌注青霉素

C．低蛋白饮食

D．利尿、消肿、降压

E．无盐饮食

5. 患儿因急性肾小球肾炎入院，4 天后尿少，水肿加重。两肺有湿性啰音，心律呈奔马律，肝脏肿大。可能并发了

A．支气管肺炎 　　 B．高血压脑病

C．电解质紊乱 　　 D．急性循环充血

E．急性肾衰竭

A3/A4 型题

（1~2 题共用题干）

患儿 8 岁，患上呼吸道感染 2 周后，出现食欲减退、乏力、尿少、水肿。体温 37.5 ℃、血压增高。尿蛋白、红细胞各(+)，补体 C₃ 低。诊断为急性肾小球肾炎。

1. 其首选的护理诊断/问题是

A．体温升高 　　 B．体液过多

C．营养不足 　　 D．排尿异常

E．活动无耐力

2. 该患儿的护理措施以下哪项正确

A．严格卧床休息 1~2 周

B．给予易消化的普食

C．血尿消失后可加强锻炼

D．每日留取晨尿送培养

E．严格控制蛋白质摄入量

（3~5 题共用题干）

患儿男，8 岁。以尿少、深棕色尿，伴颜面部水肿 3 天就诊。查体：血压 140/86 mmHg，水肿呈非凹陷性。实验室检查：尿蛋白(++)，镜检尿红细胞满视野。血红蛋白 100 g/L，

ASO 滴度升高，血清补体下降。

3. 该患儿最可能的诊断为

A．急性肾小球肾炎

B．慢性肾小球肾炎

C．单纯性肾病综合征

D．肾炎性肾病综合征

E．急进性肾炎

4. 与本病关系密切的病史为

A．最近 2 天腹泻

B．2 周前腰部外伤

C．2 周前扁桃体炎

D．最近 1 天腹痛

E．2 个月前尿路感染

5. 有关该患儿的饮食管理，正确的是

A．供给低糖、低热量饮食

B．尿少时控制食盐摄入，每日不超过 9 g

C．严重水肿时除限制盐的摄入外，还应限制水的摄入

D．氮质血症时控制蛋白质入量，每日 1.5 g/kg

E．尿量增加、水肿消退、血压正常后，仍需坚持低蛋白饮食，以防病情反复

第二节　原发性肾病综合征患儿的护理

【知识要点】

一、概述

肾病综合征简称肾病，是多种原因所致肾小球基底膜通透性增高，导致大量蛋白尿引起的一组临床综合征。其具有四大特征：大量蛋白尿、低蛋白血症、高胆固醇血症、不同程度的水肿。

1. 病因：不十分清楚。

2. 发病机制：由于免疫损伤使肾小球基底膜通透性增高，血浆蛋白大量滤出，超过肾小管的吸收能力，蛋白随尿排出。大量蛋白尿丢失导致低蛋白血症，血浆胶体渗透压下降导致水肿。低蛋白血症使肝脏合成脂蛋白增多，出现血脂高特别是胆固醇增高。

二、护理评估

1. 健康史。

2. 临床表现：

(1) 单纯性肾病：2～7岁多发。① 水肿是最突出的表现，为全身凹陷性水肿；② 大量蛋白尿；③ 低蛋白血症；④ 高脂血症。

(2) 肾炎性肾病：除了单纯性肾病的四大表现外，常伴有高血压、血尿、氮质血症及补体降低。

(3) 并发症：常见有四个。

3. 辅助检查：

(1) 尿液检查：蛋白定性多为(+++)～(++++)，24 h蛋白定量 > 0.1 g/kg，可见透明和颗粒管型，肾炎性肾病患儿尿中可见红细胞增多。

(2) 血液检查：血浆总蛋白下降，白蛋白下降，白、球比例(A/G)倒置，血浆胆固醇增高；肾炎性肾病可有血清补体降低及氮质血症。

三、治疗要点

1. 抑制免疫和炎症治疗：糖皮质激素——治疗原发性肾病综合征的首选药物。

2. 休息。

3. 饮食。

4. 利尿消肿。

四、主要护理诊断及合作性问题与护理措施

原发性肾病综合征患儿的主要护理诊断及合作性问题与护理措施见表12-2。

表 12-2　原发性肾病综合征患儿的主要护理诊断及合作性问题与护理措施

护理诊断/问题	主要护理措施
1. 体液过多。	(1) 适当休息。 (2) 适当限制水钠摄入。 (3) 水肿严重可利尿。 (4) 输注低分子右旋糖酐、清蛋白。
2. 营养失调。	(1) 蛋白质为高生物效价的优质动物蛋白，每日控制在 2 g/kg。 (2) 及时补充各种维生素和微量元素。
3. 感染的危险。	预防感染。
4. 皮肤黏膜完整性受损。	皮肤护理。
5. 潜在并发症：药物的副作用。	用药护理。

五、健康教育

1. 向家长解释该病，保证患儿按时、按量服药。定期随访、复查。

2. 适当活动、避免感染，一旦发生感染应尽早治疗，强调感染和劳累是造成本病复发的主要诱因。

3. 患儿要停药 1 年后才可进行预防接种。

【课前预习】

一、基础复习

糖皮质激素，免疫抑制剂。

二、预习目标

肾病综合征是一组由多种原因引起的肾小球_____通透性增加，导致血浆内大量_____从尿中丢失而引起一系列表现的临床综合征。其临床特点是全身高度水肿、大量蛋白尿、低蛋白血症及高胆固醇血症，即_____四大特征。

【课后巩固】

1. 单纯性肾病起病缓慢，常无明显诱因，_____是最突出的表现，呈_____。

2. 肾炎性肾病除"三高一低"表现外，还有_____、_____、_____及_____四项中的一项或多项。

3. 肾病综合征并发症：_____是主要的并发症，以_____最多见，电解质紊乱常见_____、_____，血栓形成_____最常见，大量应用利尿剂后易出现_____。

4. 长期用肾上腺糖皮质激素治疗引起_____、_____、_____形象的改变。

5. 肾病综合征血液检查：血浆总蛋白及清蛋白_____，胆固醇_____。

6. 肾病综合征尿液检查：蛋白定性多为_____，24 h 尿蛋白定量 > _____。

7. 肾病综合征治疗首选：_____，_____。

8. 对于复发、激素耐药、依赖的患儿常加用_____。

9. 大量蛋白尿期间蛋白摄入量不宜_____，以控制在_____为宜。

10. 用环磷酰胺期间要让患儿多_____，同时_____尿液，防止发生_____。

11. 阴囊水肿时可用_____托起，保持局部干燥，防止皮肤破损。

12. 肾病综合征用药指导：强调要遵医嘱按时服用激素，不可随便_____，按要求缓慢减量最后停药，_____随访1次，对药物减量方法进行指导，以免造成复发。

13. 预防复发：出院时指导家长做好家庭护理，向患儿及家长说明_____是造成复发的主要诱因，讲解预防的注意事项，如避免患儿到人多的_____，不能参加_____活动。另外应注意患儿预防接种要停药_____后方可进行，否则可能引起肾病复发。

【综合练习】

A2 型题

1. 患儿 8 岁。因高度水肿，尿蛋白(＋＋＋＋)入院，诊断为肾病综合征，治疗首选
   A. 青霉素　　　B. 肾上腺皮质激素
   C. 环磷酰胺　　D. 白蛋白
   E. 利尿剂

2. 6 岁患儿反复水肿 1 年，长期低盐饮食，近日来精神萎靡、嗜睡、乏力，血压 9.3/6 kPa，该患儿最可能是
   A. 肾病综合征，低钠血症
   B. 高血压脑病
   C. 肾衰竭
   D. 急性肾小球肾炎
   E. 肾病综合征，低钾血症

3. 患儿，男，5 岁。因眼睑水肿 1 周，以肾病综合征收入院。现患儿阴囊皮肤薄而透明，水肿明显。适宜的护理措施是
   A. 高蛋白饮食

   B. 绝对卧床休息
   C. 严格限制水的入量
   D. 保持床铺清洁、柔软
   E. 用丁字带托起阴囊，并保持干燥

4. 一肾病综合征患儿，有胸水，全身水肿较重，护理该患儿时不应采用的方法是
   A. 避免擦伤及受压
   B. 保持皮肤清洁干燥
   C. 阴囊部用吊带托起
   D. 让患儿卧于橡胶单上以利清洗
   E. 静脉穿刺时选好血管，争取一次穿刺成功

5. 患儿，男，10 岁。确诊肾病综合征 2 年，激素耐药，现予以环磷酰胺冲击治疗，护理人员应特别注意观察的不良反应是
   A. 高血压　　　B. 出血性膀胱炎
   C. 库欣综合征　D. 骨质疏松
   E. 静脉血栓

A3/A4 型题

（1~3 题共用题干）

4 岁患儿，女。因全身水肿，以肾病综合征收入院。体检：面部、腹壁及双下肢水肿明显。化验检查：尿蛋白(＋＋＋＋)，胆固醇升高，血浆白蛋白降低。

1. 该患儿目前最主要的护理诊断是
   A. 焦虑
   B. 排尿异常
   C. 体液过多
   D. 有继发感染的可能

E．有皮肤完整性受损的可能

2．目前给予最主要的护理措施是

　　A．卧床休息　　　B．无盐饮食

　　C．高蛋白饮食　　D．高脂肪饮食

　　E．肌内注射给药

3．若病情好转，出院时健康指导应强调

　　A．介绍本病病因

　　B．说明本病的治疗反应

　　C．遵医嘱服药，不能随便停药

　　D．说明不能剧烈活动的重要性

　　E．讲解预防复发的注意事项

（4～5 题共用题干）

患儿 4 岁，全身严重凹陷性水肿，24 h

尿蛋白定量 0.15 g/kg，血清蛋白（白蛋白）10 g/L，血胆固醇 9.2 mmol/L，诊断为单纯性肾病。

4．该患儿不会发生的并发症是

　　A．低钠血症　　　B．感染

　　C．心力衰竭　　　D．低钾血症

　　E．静脉血栓形成

5．对该患儿的治疗及护理以下正确的是

　　A．适当户外活动

　　B．饮食不必限盐

　　C．禁用环磷酰胺

　　D．尽量避免皮下注射

　　E．口服泼尼松，总疗程不超过 8 周

第三节　泌尿道感染患儿的护理

【知识要点】

一、概述

泌尿道感染（UTI）是指病原体直接侵入尿路，在尿路中繁殖，并侵犯尿道黏膜或组织而引起的炎症损伤，是小儿泌尿系统常见疾病之一。

病因：以革兰氏阴性杆菌为主，以大肠杆菌最为多见，上行感染最常见。

二、护理评估

1．健康史。

2．临床表现：

急性泌尿道感染：病程小于 6 个月，不同年龄组症状不同，如新生儿、婴幼儿、年长儿。

3．辅助检查：

(1) 尿常规：尿沉渣镜检白细胞≥5 个/HP。

(2) 尿细菌定量培养：临床上常用清洁中段尿做细菌培养和菌落计数，对该病有诊断意义。尿细菌定量培养的临床意义为：菌落超过 10 万个/ml 便可确诊；菌落计数在 1～10 万个/ml，男性有诊断意义，女性为可疑；菌落少于 1 万个/ml 时，则尿液污染的可能性大。

三、治疗要点

1．抗菌治疗：选用有效的抗生素。

2．一般治疗。

四、主要护理诊断及合作性问题与护理措施

泌尿道感染患儿的主要护理诊断及合作性问题与护理措施见表 12-2。

表 12-2　泌尿道感染患儿的主要护理诊断及合作性问题与护理措施

护理诊断/问题	主要护理措施
1. 体温过高。	(1) 休息。(2) 鼓励患儿大量饮水。(3) 降温。
2. 排尿异常。	(1) 加强个人卫生。 (2) 选用有效的抗生素。 (3) 可用抗胆碱药如 654-2 解痉。 (4) 定期复查尿常规和进行尿培养。
3. 潜在并发症：药物副作用。	注意观察。

五、健康教育

1. 向家长解释本病的预防知识和护理要点，保持外阴部清洁，清洗外阴部时从前向后擦洗，幼儿不穿开裆裤。

2. 指导定期复查。

【课前预习】

一、基础复习

1. 大肠杆菌。

2. 对 G^- 杆菌有效的抗生素。

二、预习目标

1. 泌尿道感染是指＿＿＿＿＿直接侵入尿路，在尿液中生长繁殖，并侵犯尿路黏膜或组织而引起损伤。

2. 任何致病菌都可引起泌尿道感染，＿＿＿＿＿＿＿最常见。病原菌大多通过＿＿＿＿＿＿引起泌尿道感染。

【课后巩固】

1. 急性尿路感染因年龄不同表现不一：新生儿以＿＿＿＿＿为主，婴幼儿以＿＿＿＿＿为主，＿＿＿＿＿＿＿＿最突出，部分患儿可有膀胱刺激征，如尿线＿＿＿＿、排尿时＿＿＿＿、顽固性＿＿＿＿。年长儿表现与成人相似，下尿路感染以＿＿＿＿＿＿＿＿＿、＿＿＿＿＿＿＿、＿＿＿＿＿＿＿为主，上尿路感染有＿＿＿＿＿＿、＿＿＿＿＿＿、＿＿＿＿＿＿、＿＿＿＿＿＿。

2. 尿路感染：尿常规检查取＿＿＿＿＿＿＿尿离心后镜检，白细胞＞＿＿＿＿＿＿＿，膀胱炎者可有较多＿＿＿＿＿＿＿＿＿＿＿＿。

3. ＿＿＿＿＿＿＿＿为诊断泌尿道感染的主要依据。一般取＿＿＿＿＿＿尿培养，菌落计数＞＿＿＿＿＿＿＿＿可确诊，菌落在＿＿＿＿＿＿＿＿为可疑，菌落＜＿＿＿＿＿＿＿＿为污染。

4. 取尿培养标本时，要做到无菌操作，标本要在＿＿＿＿＿内送检，否则应放在＿＿＿＿冰箱内保存。

5. 便后清洗臀部时要＿＿＿＿＿＿＿擦洗，以减少尿道口的污染。每日冲洗会阴部＿＿＿＿＿次，保持会阴部清洁、干燥。

6．出院时对患儿及家长说明出院后的随访时间和次数，一般急性感染疗程结束后_____随访 1 次，做中段尿培养，连续_____，如无复发可认为治愈，反复发作者每_____复查 1 次，连续_____。

【综合练习】

A2 型题

1．患儿，女，5 岁，近 1 周来发热、寒战、尿频，腰痛，医嘱留尿培养，下列关于尿培养的描述哪项不正确

　A．应留取中段尿做细菌培养

　B．若细菌培养菌落计数大于 10^5/ml 可确诊

　C．留取尿标本时先用肥皂将外阴清洗干净

　D．用抗菌药后再留取标本

　E．留尿标本时注意无菌操作

2．10 岁女孩。发热、尿频 3 天，血压正常，下列疾病哪个可能性最大

　A．急性肾炎

　B．慢性肾炎急性发作

　C．病毒性肾炎

　D．尿路感染

　E．肾结石

3．6 岁女孩，患泌尿系感染，最主要的表现为

　A．体温降低　　　B．体重不增

　C．膀胱刺激征　　D．吐泻

　E．惊厥

（编者：郑文联）

第十三章 神经系统疾病患儿的护理

第一节 化脓性脑膜炎患儿的护理

【知识要点】

一、概述

1. 小儿神经系统解剖生理特点。

2. 化脓性脑膜炎是由各种化脓性细菌感染引起的脑膜炎症。

病因：常见的致病菌有脑膜炎奈瑟菌、流感嗜血杆菌、大肠埃希菌、肺炎链球菌、葡萄球菌等，其中脑膜炎奈瑟菌、流感嗜血杆菌最为多见。

二、护理评估

1. 健康史。

2. 临床表现：

(1) 典型表现：① 全身中毒症状；② 颅内压增高；③ 脑膜刺激征。

(2) 非典型表现：3 个月以下患儿表现多不典型，颅内压增高、脑膜刺激征等不明显。

(3) 并发症：硬脑膜下积液、脑积水、脑室管膜炎。

3. 辅助检查：

(1) 脑脊液检查：是确诊本病的重要依据。

(2) 血液检查。

(3) 头颅 CT。

三、治疗要点

1. 抗生素治疗。

2. 肾上腺皮质激素的应用。

3. 并发症的治疗。

4. 对症支持治疗。

四、主要护理诊断及合作性问题与护理措施

化脓性脑膜炎患儿的主要护理诊断及合作性问题与护理措施见表 13-1。

表 13-1　化脓性脑膜炎患儿的主要护理诊断及合作性问题与护理措施

护理诊断/问题	主要护理措施
1. 体温过高：与细菌感染有关。	维持体温正常。
2. 潜在并发症：颅内压增高。	(1) 降低颅内压。(2) 密切观察病情。
3. 有受伤的危险：与惊厥发作有关。	防止意外、外伤。
4. 营养失调：低于机体需要量。	保证足够营养供给。

五、健康教育

1. 介绍病情、用药原则、护理方法等。
2. 制定相应的功能训练，减少后遗症的发生。

【课前预习】

一、基础复习

神经反射检查。

二、预习目标

1. 化脓性脑膜炎是由＿＿＿＿＿＿＿＿引起的脑膜炎症。
2. 新生儿及 2 个月以下的小婴儿，致病菌为＿＿＿＿＿＿＿＿；3 个月 ~ 3 岁患儿多由＿＿＿＿＿＿＿引起；年长儿由＿＿＿＿＿＿＿＿、＿＿＿＿＿＿＿＿＿引起。
3. 化脓性脑膜炎的典型表现：＿＿＿＿＿＿＿＿、＿＿＿＿＿＿＿、＿＿＿＿＿＿＿＿。

【课后巩固】

1. 新生儿脑脊液＿＿＿＿＿＿＿＿，压力低（0.29 ~ 0.78 kPa），儿童约 0.69 ~ 1.96 kPa。正常脑脊液外观＿＿＿＿＿＿＿，细胞数不超过＿＿＿＿＿＿，糖含量＿＿＿＿＿＿＿＿，氯化物＿＿＿＿＿＿＿＿，蛋白质量＿＿＿＿＿＿。
2. 婴幼儿时期腰椎穿刺的位置以第＿＿腰椎间隙为宜，4 岁以后以＿＿腰椎间隙为宜。
3. 出生时已存在的永久反射：＿＿＿＿＿＿、＿＿＿＿＿＿＿。
4. 出生时存在以后逐渐消失的反射：＿＿＿＿＿、＿＿＿＿＿＿、＿＿＿＿＿、＿＿＿＿＿＿、＿＿＿＿＿＿等，于出生后＿＿＿＿＿＿消失。
5. 出生时不存在以后逐渐出现的永久反射：＿＿＿＿＿＿＿、＿＿＿＿＿＿及＿＿＿＿＿＿。这些反射在新生儿期不易引出，婴儿期不明显，1 岁后可引出并较稳定。
6. 小于 2 岁的婴幼儿，由于神经系统发育不成熟，巴宾斯基征＿＿＿＿可为生理现象，若大于 2 岁或单侧阳性可为病理现象。小于 3 ~ 4 月的婴儿，由于屈肌张力高，布鲁津斯基征、凯尔尼格征可呈＿＿＿＿＿＿＿＿。
7. 化脓性脑膜炎并发症有＿＿＿＿＿＿＿＿、＿＿＿＿＿＿＿＿及＿＿＿＿＿＿。
8. 化脓性脑膜炎脑脊液检查，外观＿＿＿＿，压力＿＿＿＿＿，白细胞＿＿＿＿＿，

_____，以_____为主，糖含量_____，蛋白质_____，涂片或细菌培养可找到_____。

9. 防止颅内压增高，病室应尽量保持_____，避免_____刺激，让患儿采取舒适的体位_____，应用_____降低颅内压，如呼吸节律深而慢或不规则、瞳孔忽大忽小或两侧不等大、对光反应迟钝，应警惕_____的发生。

10. 腰椎穿刺后嘱家长让患儿去枕平卧_____，以防发生头痛。

11. 硬脑膜下积液每次穿刺后以_____覆盖穿刺部位以防感染，让患儿平卧_____，同时观察术后反应。

【综合练习】

A2 型题

1. 患儿，2 岁，化脓性脑膜炎。入院后出现意识不清，呼吸不规则，两侧瞳孔不等大，对光反射迟钝。该患儿可能出现的并发症是
   A. 脑疝　　　　　B. 脑脓肿
   C. 脑积水　　　　D. 脑室管膜炎
   E. 颅神经损伤

2. 患儿，男，10 岁，因头痛、呕吐，发热，颈强直入院，现发现全身抽搐，意识丧失，初步诊断为化脓性脑膜炎。该患儿首要的护理诊断问题是
   A. 体温升高
   B. 疼痛
   C. 有体液不足的危险
   D. 急性意识障碍
   E. 调节颅内压能力下降

3. 患儿，女，3 个月。因发热 2 天，抽搐 1 天入院，入院时体温 39.3 ℃，出现抽搐并伴有喷射性呕吐。体检：前囟饱满，双侧瞳孔反射不对称。脑膜刺激征阳性。实验室检查：白细胞 2 000 × 10^6/L，中性粒细胞为主，该患儿可能
   A. 高热惊厥　　　B. 电解质紊乱
   C. 低钙惊厥　　　D. 癫痫发作
   E. 化脓性脑膜炎

4. 患儿，男，6 月，诊断为化脓性脑膜炎，经抗生素治疗一周后退热，病情好转，复查脑脊液细胞数由 1 500 × 10^9/L 降至 50 × 10^9/L。近 2 天又开始发烧，体温 39.8 ℃，并出现频繁呕吐，可能并发了
   A. 硬膜下积液
   B. 脑性瘫痪
   C. 胶质细胞瘤
   D. 蛛网膜下腔出血
   E. 神经母细胞瘤

5. 7 个月男婴，发热、咳嗽 5 天，近 2 天呕吐，今突然抽搐，曾用过青霉素肌注 3 天，出生后已接种 BCG。体查：嗜睡，前囟饱满，颈有抵抗感，双肺少许细湿啰音，巴氏征(+)，克氏征、布氏征(+)，血常规 WBC 17 × 10^9/L，N 0.66，L 0.34；脑脊液外观混浊，WBC 800 × 10^6/L，N 0.7，L 0.3；蛋白质 2 000 mg/L，糖 2.3 mmol/L，氯化物 105 mmol/L，最可能的诊断是
   A. 化脓性脑膜炎　　B. 病毒性脑膜炎
   C. 结核性脑膜炎　　D. 中毒性脑病
   E. 以上均不是

6. 患儿，男，1 岁，发热 3 天，呕吐数次，患儿精神萎靡，前囟饱满，怀疑化脓性脑膜炎，拟行腰椎穿刺，穿刺部位应选择
   A. 1～2 腰椎间隙
   B. 2～3 腰椎间隙
   C. 3～4 腰椎间隙
   D. 4～5 腰椎间隙
   E. 第 5 腰椎与第 1 骶椎间隙

A3/A4 型题

（1～3题共用题干）

患儿，男，6个月。吐奶拒食，嗜睡2天。查体：面色青灰，前囟紧张，脐部少许脓性分泌物。

1. 该患儿最可能的医疗诊断是

　A．病毒性脑炎　　　B．化脓性脑膜炎

　C．脑脓肿　　　　　D．颅内出血

　E．脐炎

2. 为确诊，最重要的检查是

　A．血常规　　　　　B．尿常规

　C．脑脊液检查　　　D．脑CT

　E．脐分泌物培养

3. 对该患儿的护理措施以下哪项错误

　A．术后2h可抱起喂奶

　B．密切观察生命体征

　C．去枕平卧6h

　D．观察局部有无出血现象

　E．如颅压高可按医嘱使用脱水剂

（4～5题共用题干）

患儿，男，5岁。因发热、头痛两天入院。入院后精神萎靡，并出现喷射性呕吐2次。查体：T 39.5 ℃，前囟膨隆。脑脊液检查：外观浑浊、压力高。血象：白细胞高，以中性粒细胞为主。

4. 该患儿可能患

　A．化脓性脑膜炎　　　B．高热惊厥

　C．病毒性脑膜炎　　　D．病毒性脑炎

　E．结核性脑膜炎

5. 针对该患儿采取的护理措施，错误的是

　A．保持病室温度在18～22 ℃，湿度50%～60%

　B．体温>38.5 ℃时给予物理降温

　C．不能进食者，给予鼻饲

　D．及时更换潮湿的衣服，脱衣时，先脱患侧再脱健侧。

　E．严密观察患儿生命体征、神智、瞳孔的变化

第二节　病毒性脑炎和脑膜炎患儿的护理

【知识要点】

一、概述

病毒性脑膜炎、脑炎是由多种病毒引起的中枢系统感染性疾病。

病因：80%是由肠道病毒引起（如柯萨奇病毒、埃可病毒），其次为虫媒病毒（如乙脑病毒）、腮腺炎病毒和疱疹病毒等，虫媒病毒致病者约占5%。

二、护理评估

1. 健康史。

2. 临床表现：

(1) 病毒性脑炎：主要表现发热、惊厥、意识障碍及颅内压增高的症状。

(2) 病毒性脑膜炎：患儿多有呼吸道或消化道感染史，主要表现为发热、恶心、呕吐等。

3. 辅助检查：①脑脊液检查；②病毒学检查；③脑电图。

三、治疗要点

1. 支持与对症治疗。
2. 抗病毒治疗。

四、主要护理诊断及合作性问题与护理措施

病毒性脑炎和脑膜炎患儿的主要护理诊断及合作性问题与护理措施见表 13-2。

表 13-2　病毒性脑炎和脑膜炎患儿的主要护理诊断及合作性问题与护理措施

护理诊断/问题	主要护理措施
1. 体温过高：与病毒血症有关。	及时给予降温处理。
2. 急性意识障碍：与脑实质炎症有关。	(1) 积极促进功能恢复。 (2) 脑功能恢复。
3. 躯体移动障碍：与昏迷、瘫痪有关。	肢体功能恢复。
4. 潜在并发症：颅内压增高。	密切观察病情。

五、健康教育

1. 做好心理护理，提供日常生活护理。
2. 指导坚持智力训练和瘫痪肢体功能训练。

【课前预习】

1. 病毒性脑膜炎、脑炎是指由_____引起的颅内急性炎症，主要为_____，如_____。

2. 病毒性脑膜炎患病前多有_____感染史，继而发热、恶心、呕吐，婴儿常有烦躁不安，易激惹，较少发生严重意识障碍、惊厥等。年长儿诉头痛，脑膜刺激征_____。

【课后巩固】

脑脊液检查，外观_____，压力_____。白细胞总数_____，早期以_____为主，后期以_____为主。糖和氯化物_____，蛋白质_____。

【综合练习】

A1 型题

1. 80% 儿童病毒性脑膜炎的病原体为
   A. 肠道病毒　　　　B. 虫媒病毒
   C. 腮腺炎病毒　　　D. 疱疹病毒
   E. 脊髓灰质炎病毒
2. **病毒性脑膜炎患儿的脑脊液检查结果中可出现**

A. 外观混浊
B. 压力降低
C. 细胞数减少
D. 蛋白质减少
E. 糖和氯化物正常

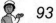

A2 型题

1. 患儿，男，5岁，一周前流涕。继之高热、头痛、嗜睡、精神异常、意识障碍。口唇有疱疹。白细胞正常。实验室检查脑脊液基本正常。首先应考虑
   A．结核性脑膜炎
   B．化脓性脑膜炎
   C．病毒性脑膜炎
   D．脑脓肿
   E．脑栓塞

2. 4个月男婴，因发热、拒乳、抽搐数次而入院。查体：体温38 ℃，脉搏130 次/min，精神萎靡，前囟膨隆，巴宾斯基征两侧阳性，布氏征不明显，为明确诊断，需做下列哪些检查
   A．血常规   B．血沉
   C．脑脊液   D．血钙
   E．血镁

（编者：郑文联）

第十四章　感染性疾病患儿的护理

第一节　麻疹患儿的护理

【知识要点】

一、概述

麻疹是麻疹病毒所致的小儿常见的急性呼吸道传染病。

1. 病因：麻疹病毒感染。
2. 发病年龄：6个月至5岁。
3. 发病季节：任何季节均可发病，以冬春季节多见。
4. 病原：麻疹病毒，病毒不耐热，对日光和消毒剂均敏感，但在低温下能长期存活。
5. 流行病学特点：传染源、传播途径、易感人群。

二、护理评估

1. 健康史。
2. 临床表现：
(1) 潜伏期：一般为6~18天。
(2) 前驱期：也称发疹期，一般为3~4天。主要表现：发热、上呼吸道炎、结膜炎和麻疹黏膜斑。
(3) 出疹期：一般为3~5天。皮疹多在发热3~4天后按一定顺序出现。
(4) 恢复期：3~5天。皮疹按出疹顺序消退，有米糠样脱屑及色素沉着，经1~2周消退。
(5) 并发症：肺炎是麻疹最常见的并发症。
3. 辅助检查：酶联免疫吸附试验检测血清中的麻疹IgM抗体，有早期诊断价值。

三、治疗要点

1. 加强护理。
2. 对症治疗。

四、主要护理诊断及合作性问题与护理措施

麻疹患儿的主要护理诊断及合作性问题与护理措施见表14-1。

表14-1　麻疹患儿的主要护理诊断及合作性问题与护理措施

护理诊断/问题	主要护理措施
1. 有传播感染的危险。	预防感染的传播。
2. 体温过高。	降温：不宜用药物及物理方法强行降温,尤其禁用冷敷及乙醇擦浴。
3. 有皮肤完整性受损的危险。	加强皮肤的护理。
4. 潜在并发症。	观察。

五、健康教育

1. 向患儿及家长讲解麻疹的相关知识。
2. 进行预防麻疹的宣教。

【课前预习】

一、基础复习

1. 麻疹病毒。
2. 主动免疫和被动免疫。

二、预习目标

1. 麻疹是_____引起的急性出疹性呼吸道传染病。
2. _____为本病最重要的传染源。主要经_____传播。本病的传染期一般为出疹前_____日至出疹后_____日，若并发肺炎，传染性可延长至出疹后_____日。人群对麻疹普遍易感，病后可获得持久免疫力。

【课后巩固】

1. 麻疹潜伏期_____。前驱期：从发病到出疹约 3~4 天。主要表现为：_____，_____，_____，_____，是麻疹早期特异性体征。出疹期：发热 3~5 天后出现皮疹，皮疹首先于_____出现，迅速发展到_____、_____、_____，自上而下蔓延到_____、_____，最后到达_____。皮疹约 2~4 mm 大小，疹间皮肤_____，初呈淡红色，散在，后渐密集呈鲜红色，进而转为暗红色。恢复期：出疹后 3~5 天全身中毒症状减轻，热退，精神、食欲好转，皮疹按_____顺序消退，疹退后留有_____。

2. _____是麻疹最常见的并发症。其次有_____、_____、_____。

3. 出疹期不宜用_____强行降温，忌用_____、_____降温方法，以免影响透疹。

4. 对接触了患儿的易感儿童应隔离观察_____。

5. 患儿衣被玩具等用物要暴晒_____，医务人员接触患儿前后应洗手，更换隔离衣，必须在阳光或流动空气中停留_____以上，才能接触其他患儿及健康易感者。

6. _____以上未患麻疹者均应接种_____疫苗，易感儿在接触患者后_____内注射人血丙种球蛋白或胎盘球蛋白，可免于发病，_____后注射可减轻症状。

【综合练习】

A2 型题

1. 2 岁麻疹患儿，体温 39~40 ℃，咽分泌物　　A．保持室内空气流通
   多，不宜采用的护理措施是　　　　　　　　B．乙醇浴降温，以防惊厥

C．隔离患儿至出疹后 5 天

D．多饮水

E．清洁鼻、眼分泌物

2. 6 个月患儿，因肺炎及营养不良住院，昨天发现同一病室病儿出麻疹，为预防麻疹，最合适的措施是

　　A．立即注射麻疹疫苗

　　B．2 天内注射麻疹疫苗

　　C．立即采取被动免疫

　　D．1 周后注射丙种球蛋白

　　E．2 周后注射丙种球蛋白

3. 1 岁女婴。2 周前发烧，4 天后出皮疹，皮疹 2~3 天出齐。第 3 天来体温已退，查体可见躯干四肢有棕色色素沉着。最可能的诊断是

　　A．猩红热　　　　　　B．风疹

　　C．药疹　　　　　　　D．麻疹

　　E．幼儿急疹

4. 降低麻疹发病率的关键措施是

　　A．早发现、早诊断、早治疗麻疹患者

　　B．一旦发现麻疹患者立即隔离

　　C．医学检疫 21 天

　　D．易感儿按时注射麻疹疫苗

　　E．注意公共场所卫生

5. 某幼儿园发现一例麻疹患儿，为预防麻疹传染给其他小儿，该患儿应隔离至

　　A．起病后 1 周　　　　B．出疹后 5 天

　　C．出疹后 1 周　　　　D．疹退后 5 天

　　E．疹退后 10 天

6. 针对麻疹患儿的护理措施，应除外

　　A．高热时用乙醇擦浴或药物迅速降温

　　B．剪短指甲，防止抓伤皮肤，继发感染

　　C．做好口腔、眼部的护理

　　D．及时做好隔离措施

　　E．观察有无并发症出现

7. 患儿，3 岁，麻疹入院，目前处于麻疹恢复期。今日当班护士发现患儿的体温突然再次升高，伴有嗜睡、惊厥。该护士考虑患儿最可能的并发症是

　　A．肺炎　　　　　　　B．咽炎

　　C．胸膜炎　　　　　　D．心肌炎

　　E．脑炎

8. 护士门诊分诊，早期发现麻疹的最有价值的依据是

　　A．发热、呼吸道卡他症状及结膜充血

　　B．口腔黏膜柯氏斑

　　C．颈部淋巴结肿大

　　D．1 周前有麻疹接触史

　　E．身上有皮疹

第二节　水痘患儿的护理

【知识要点】

一、概述

1. 水痘是由水痘-带状疱疹病毒引起的传染性极强的出疹性疾病。

2. 病因：水痘-带状疱疹病毒。

3. 发病季节：一年四季均可发病，以冬春季高发。

4. 病源：水痘-带状疱疹病毒即人类疱疹病毒 3 型。病毒在外界抵抗力弱，不耐热和酸，对乙醚敏感，在痂皮中不能存活。

5. 流行病学特点：传染源、传播途径、易感人群。

二、护理评估

1. 健康史。

2. 临床表现：

(1) 潜伏期：多为 2 周，有时达 3 周。

(2) 前驱期：婴幼儿常无症状或症状轻微。年长儿有上呼吸道感染症状，持续 1~2 天。

(3) 出疹期：发热第一天就可发疹。掌握皮疹的特点。

(4) 并发症：常继发皮肤细菌感染、肺炎和脑炎。

3. 辅助检查：可做血清特异性抗体 IgM 检查。

三、治疗要点

1. 抗病毒药物：阿昔洛韦是首选药物，要早期使用。

2. 对症治疗。

四、主要护理诊断及合作性问题与护理措施

水痘患儿的主要护理诊断及合作性问题与护理措施见表 14-2。

表 14-2　水痘患儿的主要护理诊断及合作性问题与护理措施

护理诊断/问题	主要护理措施
1. 有传播感染的危险。	预防感染的传播。
2. 皮肤完整性受损。	加强皮肤的护理。
3. 体温过高。	降低体温可用物理降温或适量退热剂，忌用阿司匹林，以免增加 Reye 综合征的危险。
4. 潜在并发症。	观察。

五、健康教育

1. 向患儿及家长讲解水痘的相关知识。

2. 进行预防水痘的宣教。

【课前预习】

一、基础复习

水痘-带状疱疹病毒。

二、预习目标

1. 水痘是由_____引起的急性出疹性传染病。

2. _____为本病的传染源，出疹前_____，均有传染性。主要通过_____传播。

【课后巩固】

1. 水痘潜伏期为_____，前驱期有低热或中度发热、头痛、全身不适、食欲不振

等症状，起病后次日出现皮疹。水痘皮疹的特点：① 首发于＿＿＿＿＿、＿＿＿＿＿＿和＿＿＿＿，其分布呈＿＿＿＿＿＿，＿＿＿＿＿＿，＿＿＿＿＿＿少。② 水痘皮疹经历＿＿＿＿＿＿、＿＿＿＿＿、＿＿＿＿＿＿阶段。③ 水痘皮疹＿＿＿＿＿＿＿发生，斑疹、丘疹、疱疹和结痂等各阶段损害可在＿＿＿＿＿＿并存，此为水痘皮疹的重要特征。

2. 水痘患儿最常见并发症是＿＿＿＿＿＿。此外还有＿＿＿＿＿＿、＿＿＿＿＿＿。

3. 抗病毒治疗早期用＿＿＿＿＿＿为目前首选药物，局部外用＿＿＿＿＿＿，口服＿＿＿＿＿＿可控制剧烈瘙痒。

4. 高热可用物理降温或适量退热剂，避免使用＿＿＿＿＿＿，以免增加 Reye 综合征的危险。

5. 患儿隔离至＿＿＿＿＿＿为止，易感者接触后应检疫＿＿＿＿＿＿。在接触后＿＿＿＿＿＿内用高效价水痘-带状疱疹免疫球蛋白，对水痘有预防效果。水痘易感者接种＿＿＿＿＿＿疫苗。

【综合练习】

A2 型题

1. 患儿，女，5 岁。2 周前与水痘患儿有密切接触。现该患儿体温为 39 ℃，胸前区出现红色斑疹、丘疹，则下列降温措施中不能采用的是
   A．冰袋冷敷
   B．温水擦浴无皮疹处
   C．百服宁口服
   D．阿司匹林口服
   E．吲哚美辛栓剂直肠用药

2. 患儿，女，5 岁。确诊水痘，其治疗首选药物为
   A．肾上腺皮质激素　　B．阿司匹林
   C．阿昔洛韦　　　　　D．利巴韦林
   E．阿米卡星

3. 患儿，女，6 岁。皮肤同一部位出现丘疹、水疱，有的水疱内含清亮液体，有的呈浊性液，还有的已破溃结痂。考虑患儿发生了
   A．风疹　　　B．水痘
   C．麻疹　　　D．猩红热
   E．药物疹

4. 患儿，女，8 岁。确诊水痘，现处于出疹期，自述皮疹多瘙痒难忍。下列护理措施中正确的是
   A．指导其可隔衣物挠抓皮疹患处
   B．皮疹完全消退前不可洗澡，以防感染
   C．局部可涂抹地塞米松霜
   D．遵医嘱口服抗组胺药物
   E．皮疹处不可涂抹炉甘石洗剂

5. 患儿，6 岁。体温 38.9 ℃，主诉咽痛。查体：躯干可见少量斑疹、丘疹，诊断为水痘。下列药物应避免使用的是
   A．抗生素　　　　　B．糖皮质激素
   C．扑热息痛　　　　D．阿昔洛韦
   E．维生素 D

6. 患儿，4 岁，曾与水痘患儿接触，应对其采取的措施是
   A．注射维生素 D_3　　B．进行检疫
   C．注射疫苗　　　　　D．隔离
   E．静脉注射抗生素

7. 3 岁幼儿，未患过水痘。现该幼儿班级里出现水痘患儿，该幼儿应在家隔离观察的时间是
   A．1 周　　　　　　B．2 周
   C．3 周　　　　　　D．4 周
   E．5 周

A3/A4 型题

（1～4 题共用题干）

患儿，3 岁半。发热 1 天后出现皮疹而入院。查体：体温 39.6 ℃，脉搏 110 次/min，呼吸 32 次/min，精神一般，咽后壁充血，头及躯干有散在的均匀淡红色斑疹、丘疹及疱疹，其余部位未发现异常。

1. 根据检查结果，患儿最有可能的诊断是

　　A．麻疹　　　　B．猩红热

　　C．幼儿急疹　　D．伤寒

　　E．水痘

2. 如需隔离，则隔离期应至

　　A．出疹后 2 天　　B．出疹后 3 天

　　C．出疹后 10 天　　D．皮疹全部结痂

　　E．皮疹全部消退

3. 护士对患儿正确的护理措施，应除外

　　A．饮食宜清淡，多饮水

　　B．及时更换内衣

　　C．疱疹破溃时涂 1% 甲紫溶液

　　D．用乙醇擦浴及时降温

　　E．适宜的温度、湿度

4. 如需隔离，护士对患儿采取的隔离方法是

　　A．呼吸道隔离　　B．消化道隔离

　　C．接触性隔离　　D．保护隔离

　　E．虫媒隔离

第三节　猩红热患儿的护理

【知识要点】

一、概述

1. 猩红热是由 A 组 β 型溶血性链球菌引起的急性呼吸道传染病。

2. 病因：A 组 β 型溶血性链球菌。

3. 发病年龄：5～15 岁为好发年龄。

4. 发病季节：本病全年均可发病，以冬春季节发病较多。

5. 流行病学特点：传染源、传播途径、易感人群。

二、护理评估

1. 健康史。

2. 临床表现：

(1) 潜伏期：通常 2～3 天。

(2) 发热：多为持续性，可达 39 ℃。发热的高低及热程均与皮疹的多少及其消长相一致。

(3) 咽峡炎：有咽痛、吞咽痛，局部充血并可覆有脓性分泌物。

(4) 皮疹：掌握皮疹的特点。

(5) 并发症。

3. 辅助检查：

(1) 血常规：白细胞总数增加，以中性粒细胞为主。

(2) 咽拭子或伤口细菌培养可查得乙型溶血性链球菌。

三、治疗要点

首选青霉素 G。

四、主要护理诊断及合作性问题与护理措施

猩红热患儿的主要护理诊断及合作性问题与护理措施见表 14-3。

表 14-3　猩红热患儿的主要护理诊断及合作性问题与护理措施

护理诊断/问题	主要护理措施
1. 有传播感染的危险。	预防感染传播。
2. 体温过高。	降温（禁用乙醇擦浴）。
3. 有皮肤完整性受损的危险。	维持皮肤完整性。
4. 潜在并发症。	注意观察。

五、健康教育

1. 向患儿及家长讲解猩红热的相关知识。
2. 进行预防猩红热的宣教。

【课前预习】

一、基础复习

1. A 组 β 型溶血性链球菌。
2. 对革兰氏阳性球菌有效的抗生素。

二、预习目标

1. 猩红热是由＿＿＿＿＿＿＿＿＿＿＿引起的急性呼吸道传染病。
2. ＿＿＿＿＿＿＿＿＿是主要传染源，经＿＿＿＿＿＿＿＿传播。

【课后巩固】

1. 猩红热潜伏期通常为＿＿＿＿＿天。前驱期：起病多急骤，以＿＿＿＿＿＿、＿＿＿＿＿为主要临床表现。出疹期：病后＿＿＿＿＿天出疹。皮疹始于＿＿＿＿＿、＿＿＿＿＿，迅速蔓延至全身。典型皮疹表现为在全身皮肤充血发红的基础上散布着针尖大小、密集而均匀的＿＿＿＿＿，扪之有粗糙感，压之褪色，疹间无正常皮肤，伴有痒感。患儿在皮肤皱褶处，如腋窝、肘窝、腹股沟处，皮疹密集或摩擦出血呈紫红色线状，称为＿＿＿＿＿＿＿。舌质淡红，其上被覆灰白色苔，乳头红肿，突出于白苔之外，以舌尖及边缘处为显著，称为＿＿＿＿＿＿＿。2 ~ 3 天白苔脱落，舌面光滑呈肉红色，舌乳头隆起，称为＿＿＿＿＿＿＿。面部充血潮红而无皮疹，口鼻周围充血不明显显得苍白，形成＿＿＿＿＿＿＿。恢复期：皮疹多于＿＿＿＿＿＿＿达高峰，然后依＿＿＿＿＿＿＿顺序消退，2 ~ 4 天可完全消失。皮疹消退后开始＿＿＿＿＿，轻者为＿＿＿＿＿，重者可成＿＿＿＿＿，手掌、足底可呈手套、袜套状。

2. 猩红热并发症：早期_____，病程 2 ~ 3 周可出现_____、_____、_____。

3. 猩红热病原治疗首选_____。

4. 猩红热高热时给予适当物理降温，可温水擦浴或遵医嘱服用解热止痛剂，忌用_____。

5. 保持皮肤清洁，衣被勤换洗。可用_____清洗皮肤，禁用_____，水温不宜过高。剪短患儿指甲，避免抓破皮肤。脱皮时勿用_____，可用_____修剪，以防损伤皮肤引发感染。

6. 预防感染传播：明确诊断后，患儿及带菌者隔离_____，咽拭子培养____次阴性后解除隔离。

【综合练习】

A2 型题

1. 患儿，8 岁，3 周前患猩红热，近 2 天眼睑水肿，头痛，测血压 150/90 mmHg，应警惕发生下列哪种情况
   A．水钠潴留　　B．高血压脑病
   C．中毒性脑病　D．急性肾功能不全
   E．慢性肾炎

2. 云云，男，4 岁，患猩红热，猩红热的主要传播途径是
   A．经日用品、书籍等接触传播
   B．呼吸道传播
   C．消化道传播
   D．皮肤伤口或产道等侵入
   E．血液传播

3. 患儿，8 岁，发热 2 天，体温 39 ℃，咽痛，咽部有脓性分泌物，周身可见针尖大小的皮疹，并能见到帕氏线。该患儿最可能的疾病是
   A．麻疹　　B．水痘
   C．脓疱疮　D．猩红热
   E．腮腺炎

4. 患儿，男，8 岁。发热、咽部肿痛、颈部淋巴结肿大、全身弥漫充血性针尖大小的丘疹，压之褪色，诊断为"猩红热"，患儿感染的病原体是

A．金黄色葡萄球菌
B．肺炎克雷伯杆菌
C．铜绿假单胞菌
D．溶血性链球菌
E．A 组 β 溶血性链球菌

5. 患儿，6 岁。因猩红热入院。对她的玩伴或密切接触的孩子需要医学观察的时间是
A．2 天　　B．7 天
C．10 天　D．21 天
E．28 天

6. 患儿，9 岁。因猩红热入院 10 天。目前患儿躯干呈糠皮样脱屑，手掌、足底有大片状脱皮。护士发现原本活跃的患儿近几日不爱说话了，总是闷闷不乐，问其原因，患儿回答是"我现在太难看了，别人会笑话"。该护士给予患儿心理疏导的内容应除外
A．介绍该疾病的发展特点，告诉其目前的情况是暂时的
B．关心爱护患儿，与其建立良好的护患关系
C．鼓励患儿与其他小朋友交往
D．介绍病情观察的要点
E．正确对待自我形象的改变

7. 3 岁患儿，诊断为猩红热，为防止疾病传播。

该患儿应隔离至

A．体温正常

B．症状消失

C．青霉素治疗后 10 天

D．咽拭子培养连续 3 次阴性后

E．症状完全消失，咽拭子培养连续 3 次阴性后

8. 5 岁小儿，高热，咽部和扁桃体充血肿胀，表面有点状黄白色渗出物，以猩红热收入院。目前该患儿体温达 39 ℃，全身出疹。对该患儿正确的护理措施是

A．绝对卧床休息

B．冷水擦浴

C．乙醇擦浴

D．用肥皂水清洁皮肤

E．进软食

9. 4 岁患儿诊断为猩红热，目前皮肤弥漫性充血，上面分布针尖大小的丘疹，疹间无正常皮肤，则针对皮肤的正确护理措施是

A．使用 0.25% 炉甘石洗剂涂擦

B．脱皮时用消毒剪刀修剪皮肤

C．使用消毒水浸泡衣物

D．每日用肥皂水清洁皮肤

E．使用生理盐水清洁皮肤

10. 3 岁患儿发热后出现针尖大小的丘疹，全身皮肤弥漫性充血，疹间皮肤不正常，入院后诊断为猩红热，则应警惕患儿出现的并发症是

A．肺炎　　　　B．睾丸炎

C．脑炎　　　　D．急性肾小球肾炎

E．急性胰腺炎

11. 患儿，女，6 岁，诊断为猩红热，则其临床表现中不可能出现的是

A．皮疹间皮肤正常　　B．口周苍白圈

C．杨梅舌　　　　　　D．帕氏线

E．脱皮后无色素沉着

12. 患儿，男，6 岁，一天前突发高热，体温达 39 ℃ 并伴有咽痛、吞咽痛，今晨发现耳后后颈部出现分布均匀的丘疹，舌头呈杨梅舌，正确的护理措施是

A．严密隔离　　　　B．呼吸道隔离

C．消化道隔离　　　D．保护性隔离

E．无须隔离

13. 患儿，女，五岁，发热，出疹三天诊断为猩红热，收住院。医生嘱家长在病程两到三周时间查尿液，目的是

A．了解有无肾脏损害

B．为控制活动量提供依据

C．制定饮食调整方案

D．了解药物副作用

E．了解疾病恢复情况

14. 患儿，男，2 岁。患猩红热入院治疗。现患儿处于脱屑期，躯干呈糠皮样脱屑，手足为大片状脱皮。针对患儿该阶段的皮肤护理指导，错误的是

A．观察脱皮进展情况

B．勤换衣服，勤晒衣被

C．用温水清洗皮肤，以免感染

D．脱皮大时可用手轻轻撕掉

E．剪短患儿指甲避免抓破皮肤

第四节　流行性腮腺炎患儿的护理

【知识要点】

一、概述

流行腮腺炎是腮腺炎病毒引起的小儿时期常见的急性呼吸道传染病。

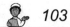

1. 病因：腮腺炎病毒。

2. 发病季节：本病一年四季均可发病，但以冬春季为主。

3. 流行病学特点：传染源、传播途径、易感人群。

二、护理评估

1. 健康史。

2. 临床表现：

(1) 潜伏期：14～25 天。

(2) 腮腺肿大：首发体征，掌握其特点。

(3) 并发症：脑膜脑炎、睾丸炎、急性胰腺炎等。

3. 辅助检查：

(1) 白细胞计数正常或偏低，淋巴细胞相对增多。

(2) 早期血清及尿中淀粉酶增高，并发胰腺炎者显著增高。

三、治疗要点

本病是自限性疾病，无特殊治疗，主要是对症和支持治疗。

四、主要护理诊断及合作性问题与护理措施

流行性腮腺炎患儿的主要护理诊断及合作性问题与护理措施见表 14-4。

表 14-4 流行性腮腺炎患儿的主要护理诊断及合作性问题与护理措施

护理诊断/问题	主要护理措施
1. 有传播感染的危险。	预防感染的传播。
2. 疼痛。	(1) 给予富有营养、易消化的半流质或软食。 (2) 忌酸、辣、硬而干燥的食物，以免引起唾液分泌增多，肿痛加剧。
3. 潜在并发症。	注意观察。

五、健康教育

1. 向患儿及家长讲解流行性腮腺炎的相关知识。

2. 进行预防流行性腮腺炎的宣教。

【课前预习】

一、基础复习

腮腺炎病毒。

二、预习目标

1. 流行性腮腺炎是由_____引起的急性呼吸道传染病。

2. _____是本病传染源。腮腺肿大前 6 天至发病后 9 天均可自患儿唾液中分离出病毒，以_____传播为主。

【课后巩固】

1. 流行性腮腺炎潜伏期_____天，平均为_____天。患儿大多无前驱期症状，常以_____为首发体征，通常一侧先肿大，2~3天累及对侧，有时仅单侧肿大，或出现颌下腺肿大。腮腺肿大以_____为中心向_____、_____发展，边缘不清，表面_____，触之有_____。1~3天达高峰，开口咀嚼或吃酸性食物时胀痛加剧。

2. 腮腺炎病毒有嗜腺体和嗜神经性，常侵入中枢神经系统和其他腺体、器官出现以下并发症_____、_____、_____、_____。

3. 流行性腮腺炎应给予富有营养、易消化的_____，不可给予_____、_____、_____的食物，以免肿痛加剧。腮腺肿痛可局部_____，可减轻炎症充血程度及疼痛。

4. 预防感染的传播，患儿应进行_____隔离，隔离至_____为止。在流行期间应加强托幼机构的晨检，接触者检疫_____。易感儿接种_____疫苗，或接种_____疫苗也有良好的保护作用。

5. 流行性腮腺炎患儿持续高热、剧烈头痛、呕吐、颈强直、嗜睡、烦躁等，提示可能发生了_____，若睾丸明显肿胀、疼痛伴高热，提示_____，出现下腰部酸痛，下腹部轻按痛，月经周期失调，提示_____，以中上腹剧痛和触痛为主要症状，伴呕吐、发热、腹胀、腹泻或便秘，提示_____。

【综合练习】

A2 型题

1. 8岁小孩，发热2天，腮腺肿痛1天。查体：体温39.5℃，双侧腮腺肿大，不红，进食时疼痛加剧。下列护理措施中哪项不正确
   A. 进食后漱口
   B. 积极降温处理
   C. 局部热敷
   D. 忌酸、辣、硬而干燥的食物
   E. 呼吸道隔离患儿至腮腺完全消退

2. 男孩，6岁，发热4天，双侧腮腺以耳垂为中心肿大2天。体检：体温38.5℃，神志清，双侧腮腺3cm×4cm，有压痛、咽红。腮腺管口有红肿，心肺无异常，诊断为流行性腮腺炎。该病不常见的并发症是
   A. 脑膜脑炎
   B. 卵巢炎
   C. 胰腺炎
   D. 中耳炎
   E. 睾丸炎

3. 患儿，7岁，腮腺明显肿大，局部皮肤张紧发亮，张口、咀嚼时胀痛加剧，诊断为流行性腮腺炎，对其腮肿的护理不正确的是
   A. 可进食水果、果汁和补充维生素C片
   B. 肿胀处可冷敷
   C. 肿胀处可用醋调青黛散外敷
   D. 用温盐水漱口，保持口腔清洁
   E. 宜进食易消化和清淡的软食

4. 患儿，男，7岁，诊断为流行性腮腺炎，护士健康指导不正确的是
   A. 鼓励患儿多饮水
   B. 睾丸肿痛时可用丁字带
   C. 忌酸、辣、硬而干燥的食物
   D. 本病为自限性疾病，无特殊疗法
   E. 如合并脑炎、脑膜炎，则应长期口服肾上腺皮质激素

第五节　中毒型细菌性痢疾患儿的护理

【知识要点】

一、概述

细菌性痢疾是由痢疾杆菌引起的肠道传染病。

1. 病因：痢疾杆菌，属志贺菌属，为革兰氏阴性杆菌。

2. 发病季节：好发于夏秋季。

3. 流行病学特点：传染源，传播途径，易感人群。

二、护理评估

1. 健康史。

2. 临床表现：

(1) 潜伏期：通常为 1～2 天，短者数小时，长至 8 天。

(2) 休克型：主要表现为感染性休克。

(3) 脑型：以颅内压增高、脑水肿、脑疝和呼吸衰竭为主要表现。

(4) 混合型：同时具有以上两型的征象，病情最为严重。

3. 辅助检查：

(1) 大便常规：有黏液脓血便的患儿，镜检可见大量脓细胞、红细胞和巨噬细胞。

(2) 大便培养：大便培养可分离出志贺菌属痢疾杆菌。

三、治疗要点

1. 降温止惊。

2. 抗生素治疗。

3. 防治脑水肿和呼吸衰竭。

4. 防治微循环衰竭。

四、主要护理诊断及合作性问题与护理措施

中毒性菌痢患儿的主要护理诊断及合作性问题与护理措施见表 14-5。

表 14-5　中毒性菌痢患儿的主要护理诊断及合作性问题与护理措施

护理诊断/问题	主要护理措施
1. 潜在并发症。	密切观察病情：注意有无休克、颅内高压、惊厥、呼吸衰竭等严重表现，及时处理、相应护理。
2. 焦虑（家长）。	向患儿家长介绍患儿病情，减轻家长压力。

五、健康教育

1. 向家长讲解本病的有关知识。

2. 介绍如何预防本病。

【课前预习】

一、基础复习

1. 痢疾杆菌。
2. 对 G⁻ 杆菌有效的抗生素。

二、预习目标

1. 细菌性痢疾是由_____引起的肠道传染病，中毒型细菌性痢疾是急性细菌性痢疾的_____型。

2. _____是细菌性痢疾的主要传染源，通过_____传播，主要在_____季发病，人群普遍易感，_____岁体格健壮、营养状况良好的儿童易患中毒型细菌性痢疾。

【课后巩固】

1. 中毒型细菌性痢疾分型为_____、_____、_____、_____。
2. 中毒型细菌性痢疾大便可出现_____便，镜检有_____、_____和_____，大便培养可分离出_____。
3. 中毒型细菌性痢疾，肠道隔离至_____或_____次粪培养阴性为止。

【综合练习】

A1 型题

小儿中毒型细菌性痢疾全身症状重，肠道反应轻，诊断困难，确诊该病最直接的证据为

A．有相关接触史
B．血常规检查白细胞升高
C．黏液脓血便
D．大便标本培养出痢疾杆菌
E．大便镜检可见大量脓细胞

A2 型题

1. 男孩，8 岁，高热 5 h，意识不清来院就诊，于 8 月 10 日入院。体格检查：呼吸表浅，面色苍白，抽搐状，两侧瞳孔等大，对光反应迟钝。化验：WBC 15×10⁹/L。肛门拭子取粪便检查：脓细胞 3~5 个/高倍视野。以下哪种诊断可能性大

A．败血症
B．流行性乙型脑炎
C．高热惊厥
D．中毒性细菌性痢疾
E．暴发性流行性脑脊髓膜炎

2. 患儿，男，3 岁，2 h 前出现高热，期间抽搐 3 次，神志不清，于 8 月 30 日入院。为协助医生进一步确诊，应首先选择的检查是

A．脑脊液检查
B．血常规检查
C．灌肠或肛门拭子检查粪便常规
D．脑电图检查
E．脑 CT 检查

A3/A4 型题

（1~2题共用题干）

患儿，4岁，突然出现发热、惊厥。经询问，该患儿平时不注意卫生，15日吃生地瓜未洗。

1. 该患儿可能患有
   - A. 急性上呼吸道感染
   - B. 急性肾小球肾炎
   - C. 急性喉炎
   - D. 急性细菌性痢疾
   - E. 急性支气管炎

2. 应对其采取肠道隔离至
   - A. 临床症状好转
   - B. 临床症状消失
   - C. 3次大便培养阴性
   - D. 2次大便培养阴性
   - E. 1次大便培养阳性

（3~5题共用题干）

患儿，男，6岁，突然发热，腹痛、腹泻2天，每天排便15次以上，粪便为黏液脓血便。入院查体：体温39.9℃，血压110/70 mmHg，神清，双侧瞳孔等大、等圆，左下腹压痛。入院诊断为"细菌性痢疾"。

3. 该患儿目前的临床分型为

   - A. 急性轻型
   - B. 急性普通型
   - C. 急性重型
   - D. 中毒型细菌性痢疾休克型
   - E. 中毒型细菌性痢疾脑型

4. 确诊前，为该患儿采集大便标本时，下列注意事项不需要的是
   - A. 采集脓血部分
   - B. 可连续多次取样
   - C. 标本应立即送检
   - D. 注意标本保温
   - E. 不要被尿液污染

5. 病程中该患儿突然出现呼吸不规则，体温40℃，双侧瞳孔不等大，且忽大忽小，连续惊厥两次，惊厥后神志不清，此时应立即采取的措施为
   - A. 加快补液速度
   - B. 严密隔离
   - C. 加大抗菌药剂量
   - D. 给予退热剂降温
   - E. 遵医嘱给予20%甘露醇静脉滴注

（编者：郑文联）

参考文献

[1] 崔焱. 儿科护理学. 5 版. 北京：人民卫生出版社，2012.

[2] 王卫平. 儿科学. 8 版. 北京：人民卫生出版社，2013.

[3] 雷家英. 儿科护理学. 2 版. 北京：人民卫生出版社，2012.

[4] 范玲. 儿科护理学. 2 版. 北京：人民卫生出版社，2008.

[5] 张玉兰. 儿科护理学. 3 版. 北京：人民卫生出版社，2013.

[6] 叶春香. 儿科护理. 北京：人民卫生出版社，2008.

[7] 李兰娟，任红. 传染病学. 8 版. 北京：人民卫生出版社，2013.

[8] 臧伟红. 儿童护理学. 2 版. 北京：人民卫生出版社，2014.

[9] 全国护士执业资格考试用书编写委员会. 2017 全国护士执业资格考试指导. 北京：人民卫生出版社，2017.

[10] 王玉升. 2016 全国护士执业资格考试考点与试题精编. 北京：人民卫生出版社，2016.

[11] 罗先武，王冉. 护士职业资格考试轻松过. 北京：人民卫生出版社，2017.

[12] 丁震. 护考点线学习法冲刺指导. 北京：人民卫生出版社，2017.